医院图书馆管理与服务研究

王　嘉　著

哈尔滨出版社

H.P.H

HARBIN PUBLISHING HOUSE

图书在版编目（CIP）数据

医院图书馆管理与服务研究 / 王嘉著. –– 哈尔滨：
哈尔滨出版社, 2024.1
ISBN 978-7-5484-7739-6

Ⅰ . ①医… Ⅱ . ①王… Ⅲ . ①医院 – 专业图书馆 – 图
书馆管理 – 研究 Ⅳ . ①R197.3-289

中国国家版本馆CIP数据核字(2024)第045526号

书　　名：**医院图书馆管理与服务研究**
YIYUAN TUSHUGUAN GUANLI YU FUWU YANJIU

作　　者：王　嘉　著
责任编辑：韩金华
封面设计：蓝博设计

出版发行：哈尔滨出版社（Harbin Publishing House）
社　　址：哈尔滨市香坊区泰山路82-9号　　邮编：150090
经　　销：全国新华书店
印　　刷：武汉鑫佳捷印务有限公司
网　　址：www.hrbcbs.com
E-mail：hrbcbs@yeah.net
编辑版权热线：（0451）87900271　87900272
销售热线：（0451）87900201　87900203

开　　本：787mm×1092mm　1/16　印张：10　字数：220千字
版　　次：2024年1月第1版
印　　次：2024年1月第1次印刷
书　　号：ISBN 978-7-5484-7739-6
定　　价：68.00元

前　言
PREFACE

医院图书馆作为医疗机构重要的信息资源中心和知识服务平台，在医疗服务、医学研究和医学教育中扮演着不可或缺的角色。随着经济的迅速增长，我国的信息化技术水平有了显著提升，信息化思维更是渗透到各个领域的改革中。在信息化思维模式下，医院图书馆的建设与服务方式迫切需要进行优化与创新，从而实现为读者提供信息共享平台和高质量服务的目标。

全书共八章。第一章为引言，主要阐述本书的研究背景与动机、研究目的与问题、研究方法与数据来源等内容；第二章为医院图书馆的概念与演变，主要阐述医院图书馆的定义与特点、医院图书馆的历史演变、医院图书馆的重要性与作用等内容；第三章为医院图书馆管理体系，主要阐述医院图书馆组织结构、医院图书馆人员管理、医院图书馆财务与预算管理、医院图书馆设备与技术管理等内容；第四章为医院图书馆的资源建设，主要阐述文献与信息资源获取与采集、藏书与文献整理与编目、数字化馆藏建设与维护等内容；第五章为医院图书馆的读者服务，主要阐述读者需求分析、馆藏推广与读者培训、参考咨询服务、图书馆空间与设施规划等内容；第六章为医院图书馆的信息技术应用，主要阐述医院图书馆自动化与信息系统、数字图书馆与电子资源管理等内容；第七章为医院图书馆的评估与质量管理，主要阐述医院图书馆的评估方法与指标、质量管理体系、持续改进与服务优化等内容；第八章为医院图书馆的未来发展趋势，主要阐述医院图书馆的挑战与机遇、信息科技与创新趋势、医院图书馆的未来角色与使命等问题。

本书将结合相关理论与实践研究，以专业的学术视角和严谨的研究方法，力求为医院图书馆的可持续发展提供有益的理论指导和实践建议，推动医院图书馆事业的发展和进步，为医学教育和科研做出贡献。

王　嘉

2023.10

目　录
CONTENTS

第一章　引言

随着我国经济的迅猛发展和信息化技术水平的显著提升，信息化思维已深度融入社会各领域的改革之中。在此背景下，医院图书馆的建设与服务方式亟待优化与创新，以满足读者对信息共享平台和优质服务的需求。本章将着重从研究背景与动机、研究目的与问题、研究方法与数据来源三个方面进行深入探讨。

第一节　研究背景与动机

一、医院图书馆的角色与地位

医院图书馆作为医疗机构中知识管理与学术交流的重要枢纽，承担着为医务人员提供全面、及时、专业的医学信息服务的职责。其所提供的丰富的学术资源和临床指导文献对医院内部的医学教育、科研和临床工作具有重要的支持作用。在临床实践中，医院图书馆提供的医学文献、数据库检索以及临床指南等信息资源，有助于医务人员进行疾病诊断、治疗方案选择以及医学知识更新。

在医学教育方面，医院图书馆的丰富藏书和学术期刊为医学生和住培医师提供了重要的学习资源，促进其学术能力的提升和专业知识的更新。同时，医院图书馆也承担着推动医院学术交流与学术研究的重要使命，通过举办学术讲座、学术研讨会以及学术期刊的推广与发行等方式，促进医院内部学术氛围的建设和学术成果的交流与分享。

二、医院图书馆管理与服务的现状及问题

随着信息技术的迅速发展和医学知识的不断更新，医院图书馆的管理与服务面临着新的挑战和问题。

首先，在管理方面，医院图书馆需要建立科学合理的组织架构和管理体系，合理配置人员资源，提高服务效率，加强对信息资源的采集和整理。

其次，在服务方面，医院图书馆需根据医务人员和学生的需求，提供个性化、多样化的服务，包括文献检索、学术推广、参考咨询以及数字化馆藏服务等。同时，医院图书馆还需要解决数字化时代面临的信息安全、知识保护和知识共享等问题，保障医学信息的安全。

在此背景下，本书旨在深入分析医院图书馆管理与服务的现状和问题，并提出相应的解决方案，以期推动医院图书馆管理与服务水平的持续提升。

第二节　研究目的与问题

一、研究目的的明确性

首先，通过研究全面阐述医院图书馆的概念，明确其在医疗服务体系中的地位和功能定位。通过深入探讨医院图书馆的定义、特点，明确医院图书馆在信息资源的聚集与整理和学术支持与服务的提供等方面的独特作用。

其次，本书将重点关注医院图书馆的历史演变。通过分析医院图书馆在不同历史时期的演变轨迹，深入理解医院图书馆在医疗服务中所扮演的角色与作用变化。通过探究医院图书馆发展的历史脉络和背景，为现代医院图书馆的建设和发展提供宝贵的借鉴和经验。

再次，本书将聚焦于医院图书馆的管理体系构建。通过剖析医院图书馆的组织结构、人员管理模式等，探讨如何建立高效、灵活、适应性强的医院图书馆管理体系，以应对日益复杂多变的医疗服务需求和信息化发展趋势。

最后，本书将重点探讨医院图书馆的资源建设。通过研究医院图书馆的文献与信息资源获取与采集、数字化馆藏建设与维护等方面的经验和实践，提出提高医院图书馆资源利用效率和服务质量的有效策略和方法，以满足医院各类读者群体的信息需求。通过对这些关键问题的深入研究，为医院图书馆的未来发展提供科学可行的建议和决策支持。

二、研究问题的界定与重点

在探究医院图书馆管理与服务相关内容过程中，本书将特别关注以下关键问题：

第一，在探究医院图书馆的组织管理机制方面，需深入研究医院图书馆的组织架构设置，包括部门设置、部门职能、行政管理制度、业务管理制度和岗位责任制等方面的构建与完善。其次，应重点关注医院图书馆的人员配备，包括人员配备原则、工作人员的基本构成、工作人员的结构、工作人员的素养。同时，需要深入探讨图书馆人员的培养和激励，包括人才培养机制的建设与优化、激励机制的设计与实施两方面。

第二，在医院图书馆的资源建设方面，首先，需要研究医院图书馆的文献与信息资源获取与采集，包括馆藏文献采集的基本要求、文献的收集与选择、到馆书刊资料的验收与登记、藏书布局、藏书排架、藏书剔除工作、藏书保护、藏书评价。其次，需要研究藏书与文献整理与编目，包括建立科学合理的图书分类体系、加强对馆藏图书的整理和管理、建立统一的编目规则和标准、加强对编目数据的维护和更新。此外，还需研究数字化馆藏建设与维护，包括数字信息资源的采集、数字信息资源的组织、文献数字化处理原则、数字化文献的选择、馆藏文献资源数字化的方法、馆藏资源数字化的意义、馆藏资源数字化的作用、馆藏文献资源数字化应注意的问题。

第三，在医院图书馆的读者服务方面，首先，需要研究医院图书馆的读者需求分析，包括个别访谈、小组座谈、数据分析、定期满意度调查、读者反馈渠道、读者反馈会议。其次，需要研究馆藏推广与读者培训，包括定期举办书展和主题展览、举办馆藏推介会等活动、结合重大节日和医学会议等时机、组织针对文献检索技巧的培训课程、举办学术写作指导讲座、举办医学数据库应用的讲座和培训课程等。再次，需要研究参考咨询服务，包括建立现场咨询服务点、电话咨询、电子邮件咨询和在线咨询、建立咨询服务预约系统和咨询记录管理系统、参考咨询人员应具备良好的沟通能力和服务意识、参考咨询人员应具备丰富的医学知识和图书馆学知识、医院图书馆应充分利用各类学术资源和数据库等。最后，需要研究图书馆空间与设施规划，包括图书馆空间布局规划的要点、图书馆空间布局体系、图书馆布局空间的特点、合理规划空间布局和区域划分、注重舒适度的设计和规划、灵活可持续的空间利用和设计。

第四，在医院图书馆信息技术应用方面，首先，需要研究医院图书馆自动化与信息系统，包括医院图书馆自动化的概念、医院图书馆自动化集成管理系统、医院图书馆管理软件的界面设计和读者体验、医院图书馆管理软件的检索功能和查询方式、医院图书馆管理软件的数据统计与分析功能、建立完善的图书馆信息资源目录系统、建立高效的借阅和归还流程、优化信息资源的获取与传递渠道。此外，需要研究数字图书馆与电子资源管理，包括数字图书馆定义、数字图书馆的功能、要素与特征、建立统一的电子资源平台、加强电子资源的维护和更新。

第五，在医院图书馆评估与质量管理方面，需深入研究评估方法与指标，包括服务质量评估方法、服务质量评估指标体系、评估指标体系的内容、建立绩效评估体系、数据统计分析的流程。其次，应重点关注质量管理体系，包括标准化工作流程、规范化操作指南、服务质量监控、服务质量改进。同时，需要深入探讨持续改进与服务优化，包括建立快速响应的反馈收集机制、建立反馈处理机制、加强数字化资源的采集与整理工作、医院图书馆服务优化策略。

第六，在医院图书馆的未来发展趋势方面，需深入研究医院图书馆的挑战与机遇，包括医院图书馆面临着来自外部环境的多重挑战、医院图书馆在数字化转型的背景下面临着信息技术应用的挑战、技术发展带来的挑战、技术发展带来的机遇、技术应用与信息安全。其次，应重点关注信息科技与创新趋势，包括虚拟现实与增强现实应用、区块链技术在资源管理中的应用、个性化服务模式的兴起、社区化服务的推动、智能化服务的提升。同时，需要深入探讨医院图书馆的未来角色与使命，包括学术资源与信息支持的提供、学术研究项目组织与支持、学术知识传播与创新应用的推动、关于智慧医院图书馆的理解、智慧医院图书馆发展过程中需要解决的问题、未来智慧医院图书馆发展与转型策略。

通过对这些重要问题的深入研究，提出针对医院图书馆发展的切实可行的建议和解决方案，以应对日益复杂多变的医疗服务环境，推动医院图书馆的持续创新发展。

第三节　研究方法与数据来源

一、研究方法

本书将采用文献分析法、案例研究法、实地调研法和专家访谈法等方法开展研究，具体包括：

（一）文献分析法

文献分析法是指通过对收集到的某方面的文献资料进行研究，以探明研究对象的性质和状况，并从中引出自己观点的分析方法。本书将通过搜集、整理及分析国内外关于医院图书馆管理与服务的相关文献资料，深入探讨医院图书馆的历史发展轨迹、管理模式及服务特色，为本书的理论研究与分析提供研究基础。

（二）案例研究法

案例研究法是指对某一个体、某一群体或某一组织在较长时间里连续进行调查，从而研究其行为发展变化的全过程。本书将选取国内外典型医院图书馆案例进行深入调研和分析，探讨其管理模式、服务理念、信息技术应用等方面的成功经验和值得借鉴之处，为医院图书馆的管理与服务提供具体可行的参考和借鉴建议。

（三）实地调研法

实地调研法是指调研人员亲自搜集第一手资料的过程，一般包括访问法、观察法、实验法。本书将通过访问法和观察法，了解不同类型医院图书馆的实际运行情况和服务特点，探讨其管理机制、资源利用情况以及读者服务体系的建设和运作情况，为本书提供直接的实证数据。

（四）专家访谈法

专家访谈法是指通过与专家进行面对面或远程访谈，利用专家的知识和经验，获取关于特定领域或问题的深入见解。本书将通过与医院图书馆管理专家、医务人员以及相关领域的知名学者进行深入交流和访谈，获取他们的意见、建议和经验分享，借助他们丰富的实践经验和学术见解，丰富研究内容，提高研究深度和广度。

二、数据来源

首先，本书的数据将主要通过与医院图书馆管理人员的深入访谈获取。通过与医院图书馆主管或相关管理人员的面对面交流，深入了解医院图书馆的管理机制、服务模式、存在的问题以及未来发展的展望，为本书提供直接的实践经验和管理现状相关数据。

其次，将通过医务人员和学生的调研数据来丰富研究内容。通过问卷调查或深度访谈的方式，收集医务人员和学生对医院图书馆服务质量、信息资源利用情况以及需求与期望等方面的意见和反馈，为研究提供实际的读者体验数据和需求分析结果。

再次，通过与相关专家学者的交流和研究机构的资料收集，获取行业内最新的研究成果和学术观点。通过参与学术研讨会、阅读相关研究报告以及收集学术期刊中的研究成果，深入了解医院图书馆管理与服务领域的前沿动态和学术研究成果，为研究提供全面的学术视角和理论支持。

最后，通过分析政府文件和医学图书馆管理实践经验等文献资料，了解相关政策法规对医院图书馆发展的影响，以及各类医学图书馆在管理实践中取得的成功经验和面临的挑战。文献资料将为研究提供丰富的背景信息和案例参考，有助于深入理解医院图书馆管理与服务领域的现状与发展趋势，为研究结论的可靠性和学术价值提供坚实的支撑。

三、研究范围

首先，本书将深入探讨国内外医院图书馆管理与服务的相关理论。通过对国内外相关学术著作和研究成果的梳理和分析，聚焦于医院图书馆管理体系的构建与演变，探讨不同学者对医院图书馆管理与服务的理论观点和研究框架，为医院图书馆管理实践提供理论指导和方法支持。

其次，本书将重点关注医院图书馆管理与服务的实践经验。通过比较分析不同地区、不同类型医院图书馆的管理模式与服务特点，挖掘医院图书馆在实际工作中取得的成功经验和行之有效的管理策略，为其他医院图书馆的管理者提供可借鉴的经验和启示。

再次，本书将关注医院图书馆管理与服务的发展趋势。从国内外医院图书馆发展的历史轨迹和现状出发，分析未来医院图书馆在信息技术应用、读者服务模式创新、知识资源建设等方面的发展趋势，为医院图书馆管理者制订科学的发展规划和战略决策提供参考依据。

最后，本书将以形成具有普遍参考价值的研究结论和建议为目标。通过对国内外医院图书馆管理与服务相关理论、实践经验以及发展趋势的综合分析，提出具有针对性和可操作性的管理建议和发展策略，为医院图书馆管理者和研究者提供科学、实用的参考指导，促进医院图书馆管理与服务水平的提升与优化。

四、研究局限性

首先，受制于研究时间和资源等因素的限制，本书无法对全球范围内所有地区的医院图书馆进行全面调研。因此，在总体数据收集的完整性和覆盖面上可能存在一定的不足，研究结果可能未能涵盖所有类型医院图书馆的特点和管理模式，从而限制了研究结论的普适性和适用性。

其次，受访者的个人经验和认知可能会对研究结果产生一定的主观影响。由于个人经验和主观认知存在局限性，受访者的回答和意见可能不够客观全面，从而对研究结论的科学性和准确性带来一定挑战。

再次，医院图书馆作为特定服务机构，其管理与服务模式受制于医疗行业的特殊性，因此本书的研究结论可能受医疗服务环境的局限影响。研究结果可能未能涵盖其他行业的特殊需求和管理特点，因而对不同行业管理者的实际指导意义和适用性可能存在一定局限。

最后，研究过程中所采用的方法和数据收集工具存在一定局限性，可能未能全面涵盖医院图书馆管理与服务领域的所有维度和问题。因此，为了减轻这些局限性的影响，本书将尽力采取多种数据收集方式和综合分析方法，确保研究结论的客观性、可靠性和实用性。

第二章　医院图书馆的概念与演变

图书馆作为人类文明的宝库，承载着知识的积累和传承，是人类社会发展到一定阶段的产物。它与人类文明的进步紧密相连，是智慧与创新的源泉。医院图书馆不仅为医院的医疗、教学、科研、管理提供获取信息的窗口，也为他们提供了有效的知识共享平台。本章将围绕医院图书馆的定义与特点、医院图书馆的历史演变、医院图书馆的重要性和作用三部分展开论述。

第一节　医院图书馆的定义与特点

一、医院图书馆的定义

图书馆是医院的文献信息中心，是为医院临床、教学、科研提供文献资料、信息服务的机构，图书馆的服务对象为本院职工、住培医师、研究生、实习及见习学生等。医院图书馆通过搜集、整理、保存、提供医学及其相关文献信息满足读者医学文献信息需要。同时，医院图书馆在以学科服务、信息咨询为中心的基础上，开展文献检索、全文传递、定题服务、通借通还、图书荐购、馆际互借等多种形式的服务，为读者提供全方位的文献资源保障服务。具体而言，医院图书馆的定义可从以下三个方面进行深入阐述。

（一）信息资源的聚集与整理

医院图书馆作为一个重要的知识服务机构，其首要职责是收集和整理医学领域内各类图书、期刊、报纸及各类数字资源。该工作不仅涉及医学领域内的传统文献资源的收集与整理，还需要对医学信息化时代涌现的各类电子文献资源进行有效汇总和管理。医院图书馆通过构建全面的文献资源数据库和信息检索系统，为医务人员、学生和研究人员提供高效、便捷的信息查询与获取渠道，有力地支撑了医院内部的医学教学、临床实践和科学研究工作。

1.传统文献资源的收集与整理

首先，在资源采购方面，医院图书馆可以与知名出版社、新华书店、网上书店等建立长期稳定的合作关系，根据职工实际需要，通过订阅服务和定制采购等方式，及时获取最新医学图书、期刊和报纸等传统文献资料。医院图书馆还可以参与各类图书交流会和行业展览会，与更多的资源供货方建立合作联系，扩大文献资源的采购渠道，确保医院图书馆馆藏的丰富性和权威性，满足各类读者的知识需求和科学研究需要。

其次，针对医院内部的学科特点和临床需求，医院图书馆应根据医院发展战略制定相应的文献采集规划。例如，针对不同学科领域的重点发展方向，医院图书馆可以有针对性地收集相关的专业书籍和期刊，建立特色学科文献资源库；针对临床实践需求，医院图书馆可以增加临床实践案例和医学指南类文献的收集和整理，为临床医务人员提供实用的参考资料；同时，针对医学教育研究的需求，医院图书馆可以加大对医学教育理论研究和教学方法创新方面的文献资源收集力度，支持医学教育工作者的教学科研活动。

再次，医院图书馆应积极推行文献资源共享机制。其不仅可以与其他医学院校或医疗机构建立资源共享平台，实现资源共享和互借，提高资源利用率；还可以与其他医学机构共同开展学术研讨、讲座、培训等活动，促进医学知识的交流与传播，借鉴和学习其他机构的先进经验和服务模式，提升自身的服务水平和读者满意度。

最后，医院图书馆在整理传统文献资源的过程中应注重文献分类和目录管理的规范化和系统化。其不仅要依据《中国图书馆分类法》等国际或国内通行的分类法和编目规则对文献资源进行统一、标准的分类和编目，还要对各类文献之间的关系进行梳理和整合，形成一个层次分明、逻辑清晰的知识网络，方便读者快速准确地找到所需的文献资料，满足其学习、教学和科研的具体需求。

2.数字文献资源的汇总与管理

首先，医院图书馆应建立定期更新的数字文献资源采集机制。鉴于医学领域信息更新快速的特点，医院图书馆需要密切关注医学数据库、电子期刊和在线学术平台等渠道的最新信息发布，建立起快速、准确的信息收集渠道和机制。可以通过订阅服务、定制采购及与专业的电子资源供应商建立合作关系等方式，确保医院图书馆能够第一时间获取最新的数字文献资源，为医务人员和学生提供及时有效的信息支持。

其次，医院图书馆需要构建完善的数字文献资源整合与管理平台。根据医院的特色和实际需要，设计平台的基础功能模块，将数字文献资源根据其来源、类型、功能进行合理分类、有序管理和标准化整合，确保资源检索的便捷。医院图书馆还可以应用人工智能技术，结合读者的个性化需要和不同学科的特点，提供精准的数字文献资源推送服务，提高资源的利用率和读者的满意度。

此外，医院图书馆应不断引进和应用前沿的信息检索技术和信息管理系统。利用尖端的信息检索软件和技术工具，帮助读者精确检索并迅速定位所需资源，进而提升信息检索的精确度和效率。同时，借助先进的信息管理系统，医院图书馆可以构建一个高效的文献资源管理平台，实现文献资源的智能化整理、分类和管理，为读者提供更加便捷、智能化的学术支持和服务。

最后，医院图书馆在构建数字资源整合与管理平台时应重视数据安全和隐私保护。在数据的采集、整合与管理阶段，医院图书馆需建立稳固的数据安全管理机制和细致的权限控制制度，保护读者的个人隐私和资源的版权。此外，医院图书馆还应加强数字文献资源的审核力度，排查有意识形态问题的资源，保证数字资源的真实性和学术性，为读者提供精准且高质量的学术支持与知识服务。

3.信息查询与获取渠道的优化与拓展

首先，建立线上文献检索平台是关键。通过构建读者友好高效的文献检索系统，确保读者能够快速定位并准确获取所需的医学文献资源。同时，医院图书馆可以利用人工智能技术，为读者提供个性化文献推荐和信息定制服务，帮助读者及时获取最新的医学研究成果和临床应用指南。

其次，构建数字资源共享平台是另一个重要方向。医院图书馆可以通过加入图书馆联盟或学会组织等方式与其他医学图书馆和学术机构建立馆际互借合作，实现文献信息资源和信息服务的共建共享，拓展文献信息资源的获取渠道，丰富学术资源库，提升医院图书馆的学术影响力。

再次，医院图书馆可以为读者提供定制化的文献信息资源推荐服务。通过定期整理和筛选医学文献资源，针对读者的学科专业和研究方向，提供有针对性的学术文献推送和信息分享服务，帮助读者掌握最新的医学研究动态和学术前沿知识。

最后，医院图书馆应定期举办读者信息素养提升培训。通过组织的学术讲座、主题研讨会和专业技能培训等活动，帮助读者理解和掌握文献检索技巧以及信息查询方法，提升读者的信息素养和文献资源利用能力。

（二）学术支持与服务的提供

医院图书馆不仅是医学信息资源的宝库，更扮演着为医务人员及相关人员提供全方位学术支持和服务的关键角色。针对医学领域的独特需求，图书馆应提供文献检索、科研指导及学术论文写作等个性化服务，以此来满足读者多元化信息需求。此外，图书馆还应通过定期举办学术讲座和专题培训，提升读者的医学研究和临床实践能力。

1.个性化文献检索服务

首先，医院图书馆应建立专业化的文献检索服务团队，由具有丰富医学文献检索经验和专业知识的工作人员组成，负责为医务人员和学生提供专业化的文献检索服务。工作人员应具备扎实的医学知识背景和深厚的文献检索技能，能够根据读者的具体需求和研究方向，利用各类专业化的文献数据库和检索工具，快速准确地为读者提供所需的学术文献和研究资料。

其次，医院图书馆应建立定制化的文献检索服务机制，为读者提供个性化的文献检索和查询建议。根据读者的学科专业和研究方向，结合读者实际需求，为读者定制化的文献检索方案，帮助读者快速找到其研究相关的文献信息资源，满足读者文献信息需要。

再次，医院图书馆应定期开展文献资源推送服务。通过定期整理和筛选医学文献资源，为读者推送最新的医学研究进展和学术前沿知识，帮助读者了解和掌握医学领域的最新研究动态和学术趋势。

最后，医院图书馆应定期开展文献检索培训和学术讲座活动。通过开展系列文献培训和学术讲座活动，提高读者文献检索和信息获取水平，提升读者信息素养和学术研究能力。

2.科研指导与学术论文写作辅导

首先，医院图书馆应定期组织科研指导活动，协助医务人员及学生解决科研过程中所遇到的难题与困惑。科研指导服务涵盖研究方法选择、实验设计优化、数据分析技巧等方面，助力读者更为高效地进行医学研究及临床实践。此外，通过定期举办科研讲座、研究方法培训及学术交流会，医院图书馆为读者提供全方位的科研指导与学术支持，促进医院内部科研活动的积极开展及持续发展。

其次，针对医务人员及学生在学术论文撰写过程中所遇到的问题，医院图书馆应定期提供针对性的学术论文写作辅导服务。通过学术论文写作培训班、学术写作指导讲座及学术写作指导工作坊等形式，帮助读者掌握学术写作技巧，提升论文撰写水平与质量。此外，医院图书馆还可依据读者需求提供个性化的写作指导和文献资料推荐，助力读者完成学术论文撰写与发表，促进学术研究成果的交流与传播。

最后，医院图书馆须构建科研成果分享平台，加强读者间的交流与合作。通过科研成果展示会、学术交流讨论会及学术合作研讨会等活动，促进读者之间的学术交流与协作，激发科研创新活力。医院图书馆应持续加强科研成果的共享与交流，推动医院内部学术资源的整合与共享，提升医院整体的学术研究水平。

二、医院图书馆的特点

医院图书馆与传统图书馆相比具有以下几个特点：其一，医院图书馆的馆藏以医学专业书籍、期刊和数据库为主，社科类的资源较少，有些医院甚至没有社科类的相关资源。其二，医院图书馆的服务对象主要是本院职工、住院医师、医学生等，服务内容包括场地服务、资源保障服务、学科服务等方面。其三，医学领域知识更新换代极快，因此医院图书馆馆藏资源的更新速度较传统馆更快，部分数据库甚至按日实时更新。此外，医院图书馆还承担着提升信息素养、推动学术交流和知识共享的重要使命，推动医院内部学术氛围的繁荣发展，以及学术研究成果的广泛传播。

（一）专业性和针对性

医院图书馆的专业性和针对性，体现在其独特的馆藏资源和对读者的精准服务定位上，具体内容如下：

1.专业馆藏资源体系

医院图书馆的收藏资源丰富，覆盖医学多个专业领域，如临床医学、医学教育、医学研究、医学技术以及医院管理等。专业书籍涉及医学基础理论、临床实践经验、医学教育方法以及医学技术应用等诸多方面，为医院员工、住院医师和医学生提供全面学术支持和知识保障。

医院图书馆的馆藏资源具有高度针对性和实用性。其所收藏的医学文献信息占馆藏全部文献信息资源的比例较高，所收藏的图书、期刊和数字资源应反映当前医学领域最新研究成果、临床实践经验和学术进展。

鉴于医学领域的快速发展，医院图书馆必须不断扩充和更新其馆藏资源，以维持其前沿性和权威性地位。为实现这一目标，图书馆需积极寻求与国内外知名出版和学术机构的合作，根据医院的实际需求，精准收录具有学术价值和权威性的医学文献。通过这种方式，医院图书馆能够确保医院内部学术资源始终与时俱进，满足医务人员的学术需求。

2. 定制化的学术支持服务

医院图书馆通过组建专业的文献检索团队和设立信息咨询机制，为医务人员、医学生及科研人员提供个性化文献检索服务。针对读者所提出的具体需求和研究方向，图书馆专业团队运用先进的检索工具与数据库资源，为他们提供高效准确的文献检索及相关信息推荐，助力快速获取所需学术资源与研究资料。

医院图书馆致力于开展针对性的学术指导和知识培训，助力读者提升学术研究能力及临床实践水平。通过举办学术讲座、培训班及写作指导等活动，图书馆为读者提供系统化的学术支持服务，帮助他们掌握科研方法与技巧，提高学术论文撰写水平与质量，为未来学术发展和职业生涯提供有力支持。

医院图书馆通过推进学术交流与合作项目，促进读者间的学术合作与交流。组织学术研讨会、交流会及论坛等活动，为读者打造广阔的学术交流平台，增进读者间的学术互动与资源共享，营造医院内部浓厚的学术氛围。

医院图书馆通过构建在线学术交流社区和学术资源共享平台，为医务人员及学术研究人员提供便捷的学术资源获取与共享途径。通过打造开放共享的学术资源共享平台，图书馆促进医院内部学术资源的互通与共享，推动医院整体学术水平的提升及学术成果的传播。

3. 知识服务的持续优化和创新

医院图书馆不断引入先进的信息技术和管理系统，提升信息资源的利用效率和质量。通过构建智能化的文献检索系统和资源管理平台，实现了对信息资源的全面整合和统一管理，提高了信息检索和资源获取的效率和便捷性，为医院内部专业人士提供了更为便利和高效的学术支持和知识服务。

医院图书馆应积极开展读者需求调研和满意度评估，以便更好地了解读者需求和期望。通过调研，图书馆能掌握医护人员与患者的阅读倾向、信息需求以及学术研究方向。评估则有助于图书馆识别服务短板，并针对性地进行优化改进。这些措施对于提升图书馆服务质量、满足读者多样化需求、为读者提供更精确、高效的知识服务以及推动医疗事业发展具有深远意义。

医院图书馆应注重创新知识服务模式，以提升服务质量和水平。通过引入先进的学术资源共享模式和知识服务机制，为读者提供更为便捷、个性化及定制化的知识服务体验。这不仅有助于读者在学术研究与临床实践中取得更为丰硕的成果，还在一定程度上促进了医疗专业领域学术研究与临床实践水平的提高。

医院图书馆不断优化和创新知识服务内容，以提升服务质量和水平。通过定期开展专业培训和知识更新活动，图书馆确保其工作人员具备专业的知识服务能力和素质，能够为读者提供高效、专业的学术支持和知识服务，为医院内部专业人士的学术研究和临床实践提供持续稳定的知识支持和学术保障。

（二）服务对象广泛且专业化

医院图书馆的服务对象广泛且涵盖了医院内不同层级和专业背景的人群，包括医务人员、行政后勤人员、住院医师、研究生、见习学生及实习学生等。针对不同群体的学术需求和知识水平，医院图书馆提供多样化的服务内容，涵盖了从医学教育到临床实践，再到科研探索的全方位学术支持。通过举办学术培训班、开展专业知识讲座及提供学术咨询等形式，医院图书馆助力医院内部不同人群的专业发展和学术成长，提升其在医学领域的综合素质和能力。

1.医务人员的专业支持

医院图书馆应定期为医务人员提供临床技术培训和临床实践指导。通过邀请临床经验丰富、专业知识渊博的专家学者，为医务人员提供临床操作技能和医疗服务流程的培训，帮助医务人员提升临床诊疗能力和医疗服务质量。

医院图书馆应为医务人员提供学术研究指导服务。通过举办系列专题学术研究讲座和研究方法培训，帮助医务人员掌握科研方法和技巧，提升医务人员的学术研究能力。

医院图书馆应为医务人员搭建一个学术交流和学习平台。通过定期举办医学知识讲座和学术研讨会，邀请专业的医学教育者和临床实践专家来进行知识分享和学术交流，加强院内学术交流，扩大医院的影响力。

2.医学生的学术辅导与指导

医院图书馆应当为医学生包括住院医师、研究生、见习学生和实习学生，提供学术支持与指导，包括医学知识的深入辅导、学术论文的撰写指导以及学术资源的有效利用培训。通过组织医学领域的专题讲座、开设学术写作工作坊以及提供个性化的学术资源推荐，帮助医学生深入理解医学专业知识，掌握学术论文的写作技巧，提升其科研能力。此举有助于提升医学生的医学专业素养，为未来医学研究和实践奠定坚实的基础。

3.科研人员的学术支持与合作

医院图书馆应为科研人员提供学术支持和合作服务，包括学术资源分享、科研成果展示以及学术交流论坛等。通过开展科研成果分享会、举办学术交流论坛以及提供学术资源推荐和引用服务，帮助科研人员加强学术合作与交流，促进科研成果的共享与传播，激发科研人员的科研热情和创新活力，提升医院整体的科研水平和学术影响力。

（三）学术交流与知识共享平台

医院图书馆作为一个重要的学术交流和知识共享平台，致力于促进医院内部学术氛围的建设和学术成果的传播。通过举办学术研讨会、定期学术论坛以及专业研讨会等形式，医院图书馆促进医务人员之间的学术交流和合作，激发科研创新的活力，推动医院整体学术水平和专业影响力的提升。

1.学术研讨会和论坛的举办

首先，医院图书馆作为学术交流的重要场所，应积极搭建医院内部学术交流平台。该平台应组织多样化的学术活动，如研讨会和论坛，聚焦医学领域的热点和前沿议题。通过定期邀请国内外知名医学专家和学者，为医务人员和研究人员提供与权威人士面对面交流的机会，深入了解医学领域的最新动态和学术研究趋势。

其次，学术研讨会和论坛的举办，不仅有助于拓宽医务人员的学术视野，还能够促进多学科之间的交叉融合。通过与不同学科领域的专家学者进行学术互动，参与者可以获取更广泛的知识和信息，激发创新思维，推动医学研究和临床实践的不断进步。

再次，医院图书馆还应发挥桥梁作用，为医务人员和研究人员搭建学术合作与交流的平台。通过学术活动，参与者可以结识更多同行，共同开展合作研究，形成学术合作网络。这种合作模式有助于促进学术资源的共享，推动医学研究和科研创新的深入发展。

最后，医院图书馆定期组织的学术研讨会和论坛对医院内部的学术氛围建设和学术交流起到了积极的推动作用。通过参与这些活动，医务人员和研究人员不仅可以提升自身的学术水平，还能够为医院的学术发展和科研创新贡献力量。同时，这些活动也有助于提升医院整体的学术水平和研究影响力，为医学领域的进步和发展做出积极贡献。

2.国际学术资源的引进与合作交流

首先，医院图书馆应引进国际一流的学术资源和医学文献，为医务人员、学生和研究人员提供丰富的国际医学文献资料。通过与全球知名出版社、学术机构和图书馆建立合作关系，提升馆藏资源的国际化水平，为读者提供全球化且多元化的医学知识服务。

其次，医院图书馆应加强医院与国际医学界的学术交流与合作，推动国际学术合作交流项目和合作研究项目的开展。通过与国际知名医学院校和医学研究机构的交流与合作，医院图书馆加强医学研究和临床实践经验的交流与共享，提升医院的学术影响力和国际知名度。

最后，医院图书馆应开展国际学术资源的引进与合作交流，推动医院内部学术研究和科研创新的国际化交流与合作。通过与国际医学界的合作与交流，提升医务人员和学生的学术素养，促进医院整体学术水平和医学研究影响力的提升。

3.学术资源共享平台的建设与推广

首先，医院图书馆致力于建设一个全面且开放的学术资源共享平台，为医务人员和研究人员提供便捷的学术资源获取和共享渠道。通过引入先进的信息技术和知识管理系统，医院图书馆构建了一个集文献检索、学术资源展示和学术交流于一体的综合性学术资源共享平台，为医务人员和学生提供了一个便捷的学术资源获取渠道，促进了医院内部学术信息的全面传递和共享。

其次，医院图书馆通过构建多元化的学术资源共享平台，例如学术论文数据库、科研成果展示平台以及学术交流社区等，推动医院内部学术资源的共享。通过打造学术交流社区和学术博客平台，医院图书馆为读者提供了一个就学术成果展开自由讨论和分享的空间，推动医院内部学术资源的共享与交流，提升医院整体学术水平。

再次，医院图书馆通过定期举办学术资源推广活动及学术成果展示活动，提升学术资源共享平台的知名度与使用率。通过承担学术资源推广展览及学术成果展示活动，将医院内部的学术成果与研究成果展示给外部公众，提升医院的学术影响力和知名度，进一步推动医院整体学术水平的提升及学术成果的传播效果。

最后，通过持续优化和完善学术资源共享平台的构建与推广工作，医院图书馆实现了医院内部学术资源的整合与利用效率的提升。通过建立健全的学术资源共享机制及流通渠道，医院图书馆为医务人员和学生提供了便利的学术资源获取与利用途径，推动了医院内部学术资源的高效利用与共享，进一步提升了医院整体的学术地位及科研成果传播成效。

第二节　医院图书馆的历史演变

一、医院图书馆的起源

古代医学文明的发展阶段是医院图书馆历史的起源。在古代，医学文献的收集和传播是医学院和医学协会的重要职责之一。古代医学院内不仅收藏有大量医学经典著作，还设立了医药文献专门的传抄室和藏书阁，为医学教育和临床实践提供了宝贵的学术资源和知识支持。

（一）古代医学文明的发展阶段

1.古代医学文明的萌芽

首先，古代医学文明的萌芽是人类文明发展的重要组成部分。在人类早期的社会环境中，人们开始意识到疾病与健康之间的联系，并逐渐开始积累关于疾病治疗和健康维护的经验和知识。这一阶段的医学知识积累是通过实践经验和口头传承等方式进行的，如草药治疗、针灸疗法等最初的医疗手段开始被传承和记录。

其次，古代医学院的成立是古代医学文明发展的重要里程碑。古代医学院的建立为医学知识的传承和教育奠定了基础。一些知识渊博的医学专家开始在医学院中传授医学理论和临床实践经验，逐步形成了系统的医学教育体系。在这些古代医学院中，医学知识开始逐步被系统地整理和传授，为后来医学知识的发展奠定了坚实的基础。

最后，古代医学文明的萌芽和医学院的成立共同标志着古代医学文明的起步阶段。这一阶段的发展为后来医院图书馆的形成打下了重要基础，为医学知识的传承和发展提供了重要的学术和文化支撑。这些初期的积累和传承为后来医院图书馆丰富的专业资源和服务提供了深厚的历史积淀和学术底蕴。

2.医学院和医学协会的作用

在医学文明的发展历程中，古代医学院发挥了至关重要的作用。医学院不仅是医学知识的传授地，更是学术交流与知识传承的核心平台。医学院内，医学专家和学者通过开展学术研讨和知识交流，分享各自的临床经验与医学研究成果，不断推动医学理论与临床实践向更深层次发展，对于古代医学知识的传承与发展起到了积极的促进作用。

此外，作为医学知识汇集与整理的关键机构，古代医学协会肩负着医学知识积累与传承的重任。医学协会通过搜集和整理各类医学经典著作与医药文献，构建了一套相对完善的医学文献体系，为后世医院图书馆的建立与发展奠定了坚实的学术基础。

3. 医药文献传抄室和藏书阁的建立

医学文献传抄室专门负责医学经典著作的手抄和翻译工作，在医学文明的发展中扮演着重要角色。在古代，由于印刷术尚未发明，医学经典著作和医药文献多采用手工抄写的方式进行传播，医药文献传抄室成为医学知识传承和文献整理的重要场所，为医学知识的传承和积累提供了重要支持和保障。

藏书阁由古代医学院和医学协会设立，是医学知识收藏和保护的重要场所。藏书阁通过收集和整理各类医学经典著作和医药文献，为医学院和医学协会的教学和研究提供了丰富的学术资源和知识支持，成为古代医学教育和学术研究的宝贵资源库，为医学文明的发展也做出了巨大贡献。

（二）医院图书馆的初期发展

1. 医院图书馆的形成

医院图书馆的形成与古代医学文明的初期发展密不可分。在古代，医学作为一门重要的学科得到了高度重视，人们开始意识到收集、保留和传播医学知识的重要性。随着医学知识的不断积累和传承，医院图书馆作为专门收藏医学文献和经典著作的机构逐渐形成。

早期医院图书馆的馆藏内容主要包括医学经典著作、医药文献以及临床实践经验的记录。医学经典著作如《黄帝内经》《难经》等，为古代医学的发展做出了重要贡献。同时，医务人员在长期的临床实践中总结的经验教训也被收录于医院图书馆的文献中，为后世医务人员提供了宝贵的临床指导和实践经验。

古代医院图书馆的形成和发展不仅仅是对医学知识的收藏和传承，更是对医学文明的传承和发展。医学经典著作和临床实践经验的记录不仅丰富了医学理论体系，更为后世的医学教育和临床实践提供了宝贵的学术支持和知识保障。

2. 早期医院图书馆的功能定位

在医院图书馆的早期发展阶段，它并没有像古代的藏书楼那样仅仅是为了藏书而设立，而是积极为病人和医务人员提供服务。在这个阶段，医院图书馆在医学文献的存储方面表现了一定的优势，与此同时，它在医学文献的开发和利用方面也取得了一定的进展，两者之间的力量对比基本保持平衡。

3. 学术传承与发展

在古代，医院图书馆是医学知识传承的核心平台，珍藏着传统医学的丰富遗产。其通过收藏和传播医学经典与重要文献，包括古代医学的理论框架、诊断方法以及临床经验，为后世医学的演变和进步提供了坚实的知识基础和学术支撑。同时，医院图书馆作为医学生和医务人员的知识殿堂，为他们提供了学习和理解医学知识的机会，为医学知识的连续发展奠定了坚实的基础。此外，古代医院图书馆还是学术交流和合作的关键场所，为医学理论与临床经验的分享与碰撞提供了平台。在这里，医学生和医务人员通过参与学术研讨会、研究活动等，交流彼此的学术成果和实践经验，共同探索医学领域的前沿和挑战，激发了医学领域的创新思维和探索精神，还为医学知识的进步和创新做出了重要贡献。

二、现代医院图书馆的产生与发展

医院图书馆的重要职责是系统收集医学文献，及时提供医学信息。其主要宗旨是为医院内的读者，包括临床医务工作者、行政后勤人员、住院医师、研究生、实习生和见习生提供医学文献资源和信息服务。

（一）医院图书馆产生的重要前提

医院图书馆的出现，是基于医疗卫生机构的诞生。医疗卫生机构的存在，为医院图书馆的产生提供了必要条件，这主要有三个方面的原因：其一，医疗卫生机构的工作人员往往忙于医疗工作，无暇充分收集和整理相关信息或书籍；其二，医院内的文献资料分布散乱、缺乏系统性，不同学科的文献仅适用于特定领域的读者，使读者在图书馆面对众多文献时难以抉择；其三，随着现代网络技术、通信技术和数据库技术的不断进步，图书馆将大量纸质资源转化为数字化形式，使得只有经过专业图书馆教育的人员才能高效操作并找到读者所需的文献资源。

（二）医院图书馆产生的基本条件

医学文献的历史早于医疗机构的诞生，它们承载着人类对于健康和疾病探索的智慧。以中国为例，尽管医院制度的发展相对较晚，但医学文献的记录却源远流长。古代的医者为了将他们的医疗实践与经验传承下去，创造了医学书籍这一形式，为后世的医学发展奠定了坚实的基础。

医生的职责是拯救生命、缓解病患的痛苦，因此他们的医术水平和知识储备至关重要。随着医学科学的不断进步，许多曾经被认为无法治愈的疾病现在已经被攻克。这种快速的发展要求医生必须不断更新自己的医学知识，以适应新的治疗方法和理念。因此，医务工作者对医学文献的需求远超其他领域。

医学文献的出现使得医学知识的整理和传播变得尤为重要。医院图书馆的建立正是基于这一需求，它们不仅收藏了大量的医学文献，还为医务工作者提供了一个学习、研究和交流的平台。可以说，医院图书馆的发展离不开医疗机构的建立和医学文献的丰富，这也是它们能够持续繁荣至今的重要原因。

（三）手工检索工具的问世

医院图书馆的发展历程中，手工检索工具的应用起到了重要的推动作用。手工检索作为最传统的信息检索方式，主要依赖人们的头脑判断和简单工具的支持，用于检索记录在各类媒介上的文献信息。它是一种方法的总称，同时也代表了使用简单检索工具查找资料的过程。因此，手工检索完全是由人工操作完成的，需要人们发挥自身的思考能力，进行精心的筛选与决策。

医院图书馆通过系统地整理图书、期刊等医学资源，逐步建立完整的目录和索引体系。这一重大进步不仅推动了医院图书馆对医学文献的二次加工工作，还极大地提高了科研工作者查找相关资料的效率。同时，这一发展为医院书目数据库的研发提供了宝贵的经验和技术支持，为图书馆的未来发展注入了新的活力。

（四）计算机检索技术的不断进步

计算机检索技术的不断革新，极大地推动了医院图书馆信息服务的发展进程。作为一种通过计算机检索数据库来查找所需文献信息的方法，计算机检索已经日益成为医院图书馆信息服务的核心手段。在这一过程中，人既是检索策略的设计者，也是计算机操作的关键角色。计算机检索的发展离不开计算机通信和网络技术的突飞猛进，它在信息服务领域具有里程碑式的意义。计算机检索不仅检索速度快、途径丰富，还具有更新周期短、检索范围广泛、操作便捷灵活、学科覆盖全面等诸多优势。

自20世纪50年代初，信息检索领域迎来了计算机技术的曙光。在过去的几十年中，计算机检索历经了脱机检索、联机检索、光盘检索，直至网络化联机检索的四个重要阶段。特别是从20世纪70年代初至今，网络化联机检索的出现使得联机信息系统网络成为可能，极大地提高了信息检索的效率，使得全球信息在短时间内就能被查询到，进而推动了信息资源的共享。

第三节　医院图书馆的重要性与作用

一、医院医学信息资源中心

医院图书馆作为医疗机构中的核心信息资源中心，承担着为医务人员提供全面医学文献和信息资源的重要职责。

（一）医院图书馆作为医疗机构中的核心信息资源中心

首先，作为医疗机构中的学术资源中枢，医院图书馆承担着为医务人员提供医学文献与信息资源的重要职责。其资源内容覆盖医学领域的各个分支，不仅包括临床医学、医学研究、医学教育等经典领域，还包括医疗管理等新兴领域。图书馆内蕴藏的丰富文献，既有医学史上的经典之作，亦有最新的研究成果；既有实用的临床指南，亦有详尽的医疗政策文件和医学技术发展报告。这些珍稀资源为医务人员提供了洞察医学前沿、掌握学术动态的途径，使他们在临床实践中得以依据可靠的学术支持和决策依据，不断提升医疗服务质量及水平。医院图书馆的存在，不仅为医务人员的专业成长提供了有力支持，同时为医院的学术繁荣和医学文化的传承做出了积极贡献。

其次，医院图书馆应定期执行医学文献资源的搜集与整理工作，同时建立并维护医学文献资源的分类编目体系及文献管理机制。借助该机制，医疗人员能够便捷、精确地定位所需文献资料，实现高效获取与查询。医疗机构图书馆应持续更新与完善馆内藏书，并与相关医学出版社及机构保持紧密合作，确保馆内资源丰富且具时效性。通过以上措施，医院图书馆为医疗人员提供卓越的学术服务与信息支持，提升临床诊疗水平，推动医学整体水平的不断提高。

最后，医院图书馆通过多元化方式的文献整理及信息汇总，助力医务人员在众多医学资料中迅速准确地寻找到所需资源。医院图书馆所构建的分类编目体系及文献管理机制极大地提升了医务人员的工作效能和信息获取速度，为其提供便捷与支持。此外，医院图书馆通过采纳先进的信息技术手段与管理观念，不断优化服务品质及信息素养，为医务人员提供更为便捷、高效和可靠的信息检索服务，为医疗事业单位的诊疗工作提供坚实的后盾。

（二）医院图书馆为医务人员提供学术支持服务

首先，医院图书馆作为医务人员学术服务的关键载体，供应丰厚的纸质文献资源。资源内容覆盖医学领域，如临床医学、医学研究、医学教育等。医务人员通过检索这些纸质文献，获取最新的医学研究成果与临床实践经验，提升自身学术素养及临床技能。医院图书馆需通过定期更新馆藏，确保纸质文献资源的时效性与全面性，为医务人员的学术探讨和临床实践提供坚实的文献信息支持。

其次，医院图书馆通过采纳先进的信息化技术，构建了完善的电子资源库与信息检索系统，为医务人员提供便利的文献检索及资讯查询服务。医务人员可借助这些系统高效地获取所需的医学文献及最新科研成果，实时关注医学领域的动态与发展趋势。医院图书馆需持续优化与更新电子资源库及信息检索系统，确保其简易操作、信息精确且时效性强，为医务人员的学术研究提供高效的支持与工具。

再次，医疗机构图书馆应定期举办医学领域的专题讲坛、研讨以及知识培训活动，为医务人员提供专业的学术指导和交流平台。讲坛可以邀请医学领域的权威专家和知名医生，共同分享他们在医学研究和临床实践中的珍贵经验与感悟。通过参与这些学术活动，拓展医务人员的学术视野，帮助医务人员掌握医学领域的前沿研究成果和动态技术。

医院图书馆，作为医学领域知识交流的核心枢纽，对医务人员的学术互动和合作至关重要。它是医学知识持续更新的催化剂，也是医院学术氛围建设的坚强后盾。通过医院图书馆这一平台，医务人员得以轻松交流、相互启发，共同探索医学的奥秘，推动医学知识的共享和进步，为整个医学界的学术繁荣和发展做出积极贡献。

二、医院医学教育中心

医院图书馆与作为医院的医院的医学教育中心，医院图书馆具有开发读者智力，进行医学教育的重要作用。其核心职能在于培养读者的文献信息检索、处理和应用能力。一方面，当读者置身于图书馆的环境中，不仅能够锻炼读者的自学能力，提高筛选与整理信息资料的能力，还能深化情报意识，这已成为现代信息医学中各类人才所必备的核心素养。另一方面，图书馆通过开展医学系列培训讲座、举办医学系列活动，启发读者的智力，培养读者的思维能力，开发读者的智力，提高读者的学习效率。同时，图书馆应被视为学生的"第二课堂"，是医院教学中不可或缺的一部分，为提高教学质量发挥着至关重要的作用。

智力资源的开发具体包括三方面：其一，深入挖掘并有效利用馆藏文献资源；其二，积极拓展并高效利用网上信息资源；其三，启迪读者的智慧，培育他们进行科学思维的能力。人类科技的进步，离不开对前人智慧的继承和发扬。然而，现实情况是，并非所有的馆藏文献资源和网络资源都能得到读者的充分利用。众多文献信息可能长时间被束之高阁，或是隐匿于网络之中，鲜为人所察觉。造成这一现象的原因多种多样，除了图书馆在文献信息流整序方面的不当操作，还有对文献信息本身认识的局限性，以及医学文献信息量的庞大导致的信息淹没。因此，图书馆对馆藏文献和网上信息资源的开发与利用负有不可推卸的责任。只有如此，才能及时、准确地揭示文献的内在信息，为文献信息的传递创造有利条件。

图书馆在智力开发方面发挥着重要作用，这主要体现在为读者提供的多元化图书馆教育上。这些教育涵盖了书目知识、文献检索技巧、网络信息检索方法、阅读方法和学习方法等关键领域。这些教育活动对于启迪智力、激发创新思维、培养科学思维能力、提升学习效率以及培养终身学习能力等方面都具有不可或缺的作用。特别是通过提供"如何使用图书馆"的综合教育，读者在进行科学研究或自学时能够受益匪浅。这种独特的智力开发方式是任何其他医学机构所无法替代的。

图书馆作为医学教育的重要场所，为医学学习者提供了一个独特的学习环境。尽管图书馆不是医学教育的直接实施者，但它作为中介性的机构，通过收藏和提供医学文献资源，为读者提供了获取知识和技能的桥梁。图书馆的教育职能体现了其医学性、依辅性和学术性，而这些特性又共同决定了图书馆在医学教育中的重要地位。图书馆丰富的馆藏文献和网上信息资源，为医学学习者提供了广泛的学习资源。这些资源不仅具有医学性，而且具有连续性和稳定性，使得图书馆的教育职能得以长期、稳定地发挥。此外，图书馆的专业性和学术水平也为其教育职能的发挥提供了有力保障。与学校教育相比，图书馆提供的医学教育具有更大的灵活性和自主性。医学学习者可以根据自己的需求和兴趣，自由地选择学习内容和方式，实现个性化的学习。这种终身学习的机会使得图书馆在医学教育中具有独特的优势，为医学领域的持续发展提供了有力支持。

三、医院文献信息传播中心

医院图书馆不仅是医学知识的聚集地，更是推动医学发展的重要力量。其核心价值在于传递文献信息，这不仅是其根本目标，也是其日常工作的核心任务。为实现这一目标，医院图书馆采用了两种主要方式：一方面，通过医学文献的流通与借阅，实现知识的共享与传播；另一方面，图书馆员运用专业知识，为读者与馆藏文献之间搭建最佳的沟通桥梁，确保医学知识的有效传递与利用，最大限度发挥医院图书馆的价值。图书馆传递文献信息的职能主要通过以下几个方面得以体现：

首先，图书馆的核心职责在于传递文献所承载的文化信息。作为人类文化信息的载体，文献的价值关键在于传播文化思想。在图书馆传递文献的过程中，实际上也在传递其中所包含的科技、文化、思想等多元化信息。因此，在图书馆的文献借阅流通环节，其本质在于精准传递这些内容信息。在此过程中，那些能够减轻读者对文献主题内容不确定性的部分，我们将其定义为信息。因此，信息传递与文献内容信息的传递密切相关。

其次，图书馆必须传递有关馆藏文献的信息。这种传递的目标在于解答读者关于特定图书馆是否拥有某种文献，或一座图书馆拥有哪些文献的疑惑，从而消除读者的不确定性认知。图书馆目录是传递馆藏信息的主要手段，其本质是馆藏文献信息的汇集。在利用图书馆文献时，读者首先会通过查阅图书馆目录来获取馆藏文献信息，然后通过借阅来实现文献利用。因此，图书馆传递文献内容信息的基础是传递馆藏文献信息。只有在获取馆藏文献信息后，读者才能进一步获取文献的内容信息。

最后，在网络环境下，图书馆具备传递网络信息的能力，以满足读者不断变化的信息需求。文献信息的传递方式包括主动传递和被动传递两类。主动传递即图书馆根据读者的学科范围等需求，积极提供文献信息服务，例如新书报道服务、定题文献服务等。这种传递方式对图书馆员的素质要求较高，他们需要熟悉文献内容，并能准确、及时地传递文献信息。被动传递则是指读者明确提出文献需求，图书馆员通过借阅、咨询、馆际借等方式来满足。目前，被动传递在图书馆中占据主导地位，但随着科技的发展，特别是大数据技术的普及和应用，图书馆主动传递文献信息的方式将得到更大发展。

四、医院医学文化传承载体

医院图书馆是医学文化传承的重要载体。通过举办学术讲座、学术研讨会以及学术期刊的推广与发行等方式，促进了医学文化的传承与发展，推动了医学教育的进步与提升。

（一）举办学术讲座

首先，医院图书馆应定期策划医学文化讲座，涵盖医学领域的历史演变脉络、读经典医学著作的精髓，深入挖掘医学文化的深层内涵。通过专家学者们深入浅出的讲解，医务人员得以一窥医学知识的浩瀚与深邃，激发读者对医学文化的浓厚兴趣，促进医学文化的持续传承与蓬勃发展。

其次，医疗机构图书馆应定期策划并举办医学文化展览，呈现医学历史、经典著作及珍贵文物。借助多样化的展示和详尽阐述，医务人员能够直观地领略医学文化的独特魅力，深入理解其深厚的历史背景和丰富的内涵。

再次，医院图书馆通过举办医学文化讲座及展览活动，激励医务人员深入研究医学文化的精髓与核心价值，促进医学文化传统的传承与弘扬。通过参与这些活动，医务人员能够全面了解医学文化的精华与价值，提升对医学文化传统的尊重与认同，推动医学文化的传承与发展。

最后，医院图书馆通过举办医学文化讲座和展览活动，不仅传承了医学文化的精髓，更激发了医务人员对医学文化的热爱与敬重。这些活动为医学领域的学术研究和实践注入了丰富的文化内涵和精神动力，使得医学文化在传承中焕发新的生机与活力。

（二）推广优秀学术期刊

医院图书馆定期推广优秀学术期刊，以便医务人员能及时了解最新的医学研究成果和学术动态。各类学术期刊涵盖医学领域的专业及研究方向，为医务人员深入理解行业前沿和学术成果提供了重要途径，有助于医学知识的传播与共享。

医院图书馆通过举办学术期刊推广活动，鼓励医务人员积极参与学术期刊的发行与传播，提高他们对学术期刊的重视程度。活动包括学术期刊订阅推广、论文征集以及阅读交流等，通过多样化的宣传和推广手段，促进学术期刊的发行和传播，提升医务人员对学术期刊的认同感和参与度。

医院图书馆与学术期刊出版社及科研机构合作，拓展学术期刊的发行渠道和影响力。通过与专业出版社和机构携手，医院图书馆将学术期刊的发行和传播范围扩大至更广泛的医学领域和读者群体，增强学术期刊的影响力和知名度，推动医学知识的广泛传播和共享。

医院图书馆致力于推广学术期刊的发行和传播，促进医学知识的传播和共享。通过提供便捷渠道，使医务人员能获取最新的学术研究成果和医学进展，医院图书馆为推动医学领域的学术交流和合作，以及学术发展和繁荣做出了贡献。

（三）弘扬医学精神

首先，医院图书馆应定期举办医学文化交流活动，促进医学界的文化交流和学术互动，弘扬医学精神的核心价值观和人文关怀。活动内容包括医学文化讲座、医学文化展览以及医学文化沙龙等。通过多种形式的交流活动，搭建一个医学界内部沟通与学习的平台，提高医务人员对医学文化精髓的认知和体验，推动医学文化精神的广泛传播和传承。

其次，医院图书馆应定期举办医学伦理与精神推广活动，引导医务人员注重医德医风，践行医学伦理。通过举办医学伦理讲座、医学伦理研讨会等活动，引导医务人员树立正确的医学伦理观念和职业道德意识，提高医务人员的医学伦理素养和专业素质，促进医学伦理精神的传播和践行。

最后，医院图书馆应定期开展医学精神主题阅读推广活动，加深医务人员对医学精神的理解和内化，激发医务人员对医学事业的热爱和奉献精神。通过组织医学精神主题书展、文献推荐和读书交流等活动，为医务人员搭建学习交流平台，引导医务人员感悟医学精神的内涵与力量，激励医务人员践行医学精神，传承医学精神文化。

第三章　医院图书馆管理体系

图书馆管理体系在图书馆发展过程中具有举足轻重的作用。图书馆管理体系不仅关乎图书馆的正常运行，更是推动图书馆不断前进的核心驱动力。通过优化图书资源的配置、提高借阅流程的效率、确保高品质服务以及促进知识的分享和学习进步，图书馆管理体系发挥着不可替代的作用。只有构建一个健全、高效的管理体系，才能为图书馆的持久发展奠定坚实的基础。本章将从医院图书馆组织结构、医院图书馆人员管理、医院图书馆财务与预算管理、医院图书馆设备与技术管理四部分展开讨论。

第一节　医院图书馆组织结构

一、图书馆组织架构

医院图书馆在医院整体结构中，具有特定功能的专业部门，发挥着不可或缺的作用。根据医院科室的配置情况，大部分医院图书馆属于二级科室，仅有少数医院将其设立为一级科室。此外，教学部、科研处、信息中心、工会以及办公室等都可能是医院图书馆的上级科室，共同参与和指导图书馆的工作。图书馆内部通过合理的设置部门、明确部门的职能，有助于提高图书馆的服务质量和运行效率。

（一）部门设置

医院图书馆管理的一个重要内容是对其内部属于部门的管理。根据图书情报学的理论，主要包括部门的划分与设立、部门间关系的界定、职能、职权及业务分工的明确、人员配置与技术力量的优化协调等。内部部门设置的核心目标在于提升工作效率，因此，精简高效、职责清晰、结构合理的部门配置能够使医院图书馆形成一个高效运转的有机整体，更好地达成其目标。

图书馆的组织架构主要由业务部门和行政部门构成。业务部门主要负责文献的收集、筛选、加工、整理、存储以及提供利用等工作；而行政部门则主要服务于图书馆的业务工作，为其提供必要的条件与保障，包括秘书、外事、公共关系、人事、财务、安全保卫、物资供应、医疗卫生以及行政管理等事务。

在图书馆中，业务部门是其核心部门，其设置形式主要有以下几种：①根据图书馆的职能来设置部门。即根据图书馆的文献收集、整理、提供利用等核心职能来建立相应部门（常称为"室"或"组"），如采访室、编目室、流通室（或进一步细分为阅览室和外借室）、参考咨询室、图书典藏室、特藏室、业务研究辅导室等。各内设部门还可根据图书馆的规模、任务以及文献语种等因素进一步细分，例如编目室可进一步细分为中文编目和外文编目等部门。

（二）部门职能

医院图书馆是医院的重要组成部分，明确其内设职能对于医院图书馆的发展和运行非常重要。通过明确其内设职能，不仅可以充分发挥图书馆的作用，还能有效提升医护人员的专业素养，推动医学研究发展。

1. 办公室职能

办公室是全馆行政和业务工作管理的综合职能部门，办公室在馆长领导下主动处理馆内日常事务，具体如下：

（1）协助馆领导制定工作规则、年度计划、经费预算、规章制度等并检查实施情况，及时向馆领导汇报；

（2）负责草拟工作总结、报告、通知，处理往来信函，收发文件等；

（3）负责馆内人员政治学习、业务学习、会议的组织安排工作；

（4）负责各类业务统计，各种文件和业务档案整理工作，并做到科学归类，以便于检索；

（5）做好全馆设备、家俱等资产的管理工作、办公用品的领用及馆内财务工作；

（6）负责全馆人员的考勤工作，负责节假日值班安排、安全检查等工作；

（7）做好图书馆印章保管工作，严格按规定使用；

（8）负责做好各部门电器、设备的维修联系，保证各部门工作正常开展；

（9）做好馆内职工职称评审的初审工作；

（10）进行内外联系，做好来人来访的接待工作、组织对外业务交流；

（11）做好网页的维护和管理工作；

（12）完成馆领导交办的其他工作。

2. 文献采编室职能

文献采编室是图书馆的重要业务职能部门，文献采编室在馆长领导下主动处理馆内文献资源的采购、分类、编目、加工等工作，具体如下：

（1）根据医院的专业设置和教学、科研、临床的需求，了解掌握国内外图书、期刊的出版发行情况，迅速、及时、准确地收集、采购订阅各种图书及期刊，不断优化馆藏结构提高馆藏质量。逐步形成具有医院专业特色的馆藏体系。

（2）进行到馆新书的拆包验收工作，按供书商的清单认真核对，核对无误后，进行签收。有差错的图书需及时与供书商联系处理。订购刊物如发现缺期、破损及错投情况，及时联系投递单位处理。

（3）以《中国图书馆图书分类法》为图书分类依据，根据《普通图书著录规则》《中国机读目录格式使用手册》《ILAS 书目数据录入规则》及本馆制定的机读目录数据著录标准对图书、期刊进行数据的编制、录入、期刊记到，确保数据的准确。

（4）依照馆内制定的工作流程对图书、期刊进行加工、整理、统计，送交编目数据，图书拨交相关馆藏地，做好交接手续，对下架的报纸、杂志做好整理工作，定期进行装订，并编制发布新书通报。

（5）负责接收社会各界或个人捐赠的图书。

（6）负责医院各部门图书资料的验收及入库（财产）登记工作。

（7）指导医院各科室进行资图书角、资料室藏书建设工作。

（8）完成馆领导交办的其他工作。

3. 文献阅览室职能

文献阅览室是图书馆的重要业务职能部门，文献阅览室在馆长领导下主动处理馆内文献流通、阅览管理等工作，具体如下：

（1）办理借书手续时，要验明读者借阅证是否与本人相符，杜绝代借现象；认真核对所借图书的信息与数据是否统一，不符者不外借。

（2）接受读者还书时，要严格检查有无破损、缺页、涂划等情况。核对所还书籍的书名、条码号是否与该书的记录相符。还回的图书及时上架。

（3）负责处理图书丢失、污损的赔偿工作，严格执行图书污损、丢失赔偿制度。

（4）做好防盗、防火、防潮工作。

（5）做好每天闭馆前的读者离馆提醒工作。

（6）负责馆藏图书资源利用情况及读者借阅情况的调查、统计和分析，及时掌握各书库图书使用情况，根据读者的借阅需求，分析读者的阅读倾向，及时反馈信息，并提出改进馆藏建设的建议。

（7）为退休、辞职的职工，毕业的医学生等做好查询及证明工作。

（8）协助采编部做好入馆新书的复审工作。负责图书的签收、检查、上架、保管、清点、典藏、剔旧、注销、调整及巡视工作等书库的管理。

（9）做好部门内的清洁卫生及日常巡视，保持服务台及书库整洁，随时整理乱架图书，藏书排列有序，做好还回图书及书库内的日常消毒工作。

（10）熟悉馆藏资源、做好馆藏资源的宣传、推荐和导读工作，协助读者查找文献资料。

（11）做好读者预约图书的查找、通知、登记等工作。

（12）积极开展本部门业务学习和工作研究。

（13）完成馆领导交办的其他临时性的工作。

4. 技术室职能

技术室是图书馆的重要业务职能部门，技术室在馆长领导下主动处理馆内信息化建设与管理等工作，具体如下：

（1）负责图书馆集成管理系统的正常运转及日常维护。

（2）负责数字化资源、数据库等的建设和相关硬件设备的维护工作，并及时做好数据备份，确保数据安全。

（3）科学规划图书馆自动化建设；负责图书馆数字化设备的使用规划与分配使用，保障设备正常运行；负责图书馆计算机、网络等设备的管理、安装调试、故障维护等工作并做好记录。

（4）负责图书馆网页的设计、制作和维护，跟踪图书馆网络化、数字化最新发展。

（5）负责图书馆数字资源的采购、维护、更新。

（6）保障图书馆设备的正常运行。

（7）统筹电子阅览室的管理工作。

（8）承担图书馆工作人员计算机应用培训，协助完成文献检索课教学以及新生入馆教育培训任务。

（9）指导或协助解决图书馆的设备、系统的用问题；为图书馆举办的各类培训提供的技术支持和保障工作。

（10）负责读者借阅证注销工作。

（11）做好图书馆各项统计数据的上报工作。

（12）做好图书馆的消防、安全和清洁卫生等工作。

（13）完成馆领导交办的其他任务。

5. 参考咨询室

参考咨询室是图书馆的重要业务职能部门，参考咨询室在馆长领导下主动处理馆内参考咨询相关工作，具体如下：

（1）负责医院读者的参考咨询工作。解答读者利用图书馆资源和服务时遇到的问题；积极开展各项信息服务如代查代检、论文查收查引、文献传递等。

（2）负责数据库培训、讲座，开展资源宣传推广工作。定期到临床科室开展宣传并了解读者意见与需求。

（3）负责数字信息资源建设规划建设。做好数字资源，为馆务会决策提供依据。

（4）做好相关档案建设及读者意见反馈收集与整理。重要意见应及时研究解决，并将意见与整改措施上报。

（5）负责组织数据资源试用。联系资源商开通试用，部门要实际使用并提出意见，并收集读者对该类资源的试用意见，综合各方面意见作出评价。

（6）充分开发利用各类信息资源，开展特色数据库建设。

（7）负责院外访问系统与数据库的管理维护工作。

（8）负责图书馆的设备和资产管理、消防和安全保卫工作。

（9）承担医院《医学文献检索》《医学信息检索与利用》等培训工作，为医院不同层次的读者开展信息素养教育。

6. 宣传推广室

（1）负责图书馆对外宣传工作。通过图书馆网页、QQ、微信公众号等多种途径宣传图书馆基本情况、馆藏资源与利用、服务措施与效果，提高图书馆的社会认同与影响力。

（2）加强图书馆文化建设。调查分析医院图书馆文化活动开展情况，组织策划图书馆文化活动方案，形成特色文化品牌。

（3）负责联系相关科室，指导、支持科室活动，组织读者参加图书馆举办的各类人文活动。

（4）负责图书馆"4.23世界读书日"等阅读推广活动，材料整理与存档。

（6）负责学术研讨室厅、职工书屋、电子阅览室等活动基地的接待管理及开发利用工作。

（7）完成馆领导安排的其他工作。

二、医院图书馆管理制度

健全医院图书馆管理制度是建立图书馆正常秩序和完成图书馆任务的重要保证。

医院图书馆管理制度按管理分工的不同，可分为行政管理制度和业务管理制度；按管理对象的不同，可分为相对于读者的管理制度和图书馆内部的管理制度。分述如下：

（一）行政管理制度

医院图书馆长期以来实行分散管理，各馆室均由所在单位直接负责自主管理。这种管理模式意味着，各医院（或其他医疗机构）的行政领导是医院图书馆的最高管理责任人。尽管有时会将图书馆划归为某一职能部门兼管，但实际上，医院图书馆的发展方向、建设规模、能力要求、人员定编、经费投入和设备配置等重大决策仍需由院领导进行。目前，医院图书馆存在隶属关系复杂、条块分割、政出多门、层层制约等问题，这些问题严重阻碍了图书馆的正常发展，使得其知识、信息的保障作用无法充分体现。这些问题的成因主要是管理责任不明确。因此，明确医院院长或分管院长是医院图书馆的管理责任者，对于改善医院图书馆的管理具有重大而深远的意义。院领导对医院图书馆实施管理，主要表现在以下几个方面：

1. 院领导要负责制定医院图书馆的发展规划和分步实施计划，确保图书馆的发展符合医院整体战略。

2. 在人力资源、财政支持和设备配置方面，院领导要确保图书馆有足够的资源来运作，包括人才的引进和对图书馆功能的具体要求。

3. 院领导要根据医院图书馆的特点及其发展规律，强调医院图书馆的开放管理，如促进馆际协调，建立同城或同地区的文献信息资源保障体系等，实现资源共享，克服各自为政的落后倾向，从根本上改变医院图书馆系统小而散及由此产生的大量平行重复建设等弊端。

4. 院领导要促进自动化、网络化、数字化建设，支持电子计算机的应用及连接院网、因特网，注重网络信息的收集、加工、存储与有效利用。

5. 院领导要选任图书馆馆长并实行馆长任期目标责任制和图书馆工作人员持证上岗

制，实行定期考核、优胜劣汰制度，切实把竞争机制引人图书馆，使之发挥应有的作用。

6.院领导要授权图书馆馆长全面负责馆内的业务技术工作，履行情报职能、教育职能和健全各项工作制度，定期进行总结、汇报，并且有权提出人事管理、财务预算、设备配置、创新服务等改进工作的意见和建议，由院领导审批后贯彻执行。

（二）馆长任期目标责任制

为了实现医院图书馆的总体发展规划，落实院领导的决策，实施院长或分管院长领导下的馆长任期目标责任制变得至关重要。这种做法在现代管理中相当普遍，但在具体实践中尚未得到广泛实施。我们之所以强调将其作为规定性制度，目的在于改善当前医院图书馆管理的落后状态，明确院长和馆长的责任目标。这不仅有助于检查和评估绩效，还有助于形成竞争机制，更重要的是确保管理目标的落实。

在实行聘任制的背景下，医院图书馆馆长（主任、负责人）的任期建议至少为3年，以确保工作的连续性和稳定性。关于任期内的任务目标，可以由院领导主持制定，或由竞标者提出，经过评估后选择最优方案。这样的安排有助于确保图书馆工作的顺利进行，并促进医院图书馆的长远发展。

由于各医院图书馆的基础和发展条件各不相同，因此任期目标的设定不能一概而论。重要的是要确保这些目标既符合院领导的决策，又具备可行性和可操作性，能够通过科学论证和实践的检验。无论目标水平如何，都会受到客观条件的制约。然而，只要医院工作需要，且通过努力能够实现的目标，都不应降低要求。

在我国，医院图书馆的建设并不意味着必须追求大规模，而是应注重人员的精简和高效，经费投入也应适度。通过馆际协调共享和充分利用网络信息资源，投入成本可以逐渐降低。在初创阶段，一次性投入可能较大，但从长远来看，以低廉的投入换取丰富的文献信息资源无疑是值得的。因此，业务技术的纯熟、经营管理的得当、开拓创新的精神以及强烈的责任心和事业心才是关键。

总之，优秀的馆长需要具备这些素养，才能胜任工作，对领导和广大读者负责。在我国医院图书馆系统中，这样的通才型馆长并不罕见。关键在于医院领导者要善于发现和培养这类人才，并愿意授权和放手让他们发挥作用。

（三）业务管理制度

业务管理是医院图书馆管理的核心，完善的业务管理制度是确保图书馆任务得以高效完成的关键。尽管医院图书馆规模相对较小，但其业务项目众多，对管理的要求也相当严格。因此，优化和健全业务管理制度不仅体现了管理水平的高低，更是推动改革创新的重要基石。只有建立健全各项制度才能保证图书馆工作有序进行。

医院图书馆的业务制度多种多样，以笔者所在单位为例，具体内容包括：

1.图书馆读者入馆管理制度

（1）读者凭本人有效身份证件入馆，无证者不得入内，手提包、书包等物品存放于储物柜内，手机等贵重物品随身携带。

（2）保持安静，禁止在馆内大声喧哗，请将手机调为静音，拨打接听手机不得影响他人。维护馆内秩序，不用物品抢占阅览座位，不随意挪动阅览桌椅。

（3）入馆言谈举止文明礼貌，衣装整齐，不得穿隔离衣、拖鞋、背心。禁止在馆内吃零食、随地吐痰和乱扔垃圾等。

（4）图书馆是重点防火单位，严禁吸烟、带火种和易燃易爆物品入馆。

（5）爱护书刊资料及馆内各项设施，不得撕裁、污损书刊资料，不得在桌椅、门窗、墙壁上涂抹刻画。

（6）要爱护图书，借阅时如发现有破损，及时报告图书管理员，否则归还时要酌情赔偿。

（7）未经办理外借手续的书刊资料，不得带出馆外。

（8）严格遵守图书馆各项规章制度，服从工作人员管理。对违反规定者，视情节轻重给予批评教育、罚款、取消入馆资格或交院有关部门处理。

2.图书采编制度

（1）采购人员根据读者需求采购图书。新书到馆后，由采购人员与编目人员共同验收并在购书发票上签名。

（2）采购人员填写"三联式"固定资产入库单，将新书加盖馆藏印章后入库。

（3）"三联式"入库单由负责人、制单人签名，采购人员将一联留底备查，一联随同购书发票报财务部门，一联随同新书移交给图书编目人员。

（4）编目人员完成编目工作后，将新书分别移交给书库和样本库管理人员，由其进行验收并在入库单上签名、签时间。

（5）编目人员在完成到馆新书移交后，将随书入库单上交图书馆负责人，验收、存档。

（6）图书馆开设"馆藏室"，典藏部分历史古籍和重点珍藏图书，不对外开放，确需查阅须提交申请，待批准后在图书管理员陪同下阅览。

3.图书借阅制度

（1）本馆图书只供本院职工、住培、实习及见习学生借阅。

（2）借书凭本人有效身份证件工作证件办理，无证者一律不得借阅。有效证件只限本人使用，不得代借、陪借。

（3）借书者可用金盘图书管理软件选书，工作人员办理借阅手续。

（4）借书数量：医学类图书两册/次，非医学类图书一册/次。

（5）借书期限为2个月，如未看完可在网上或到馆内办理续借手续，逾期不还者，停借图书直至归还、方可再借。

（6）借出图书，如有损坏或丢失按原书价格3~5倍赔偿，套书丢失一本，按成套价3~5倍赔偿，其余书仍归图书馆所有。

（7）工具书、参考书、展出新书及现刊，一律在馆内阅览。凡医疗教学、科研急需者，经主管领导同意方可外借。

（8）借出图书如有急需，图书馆有权调回。

（9）借阅者在调离或毕业时，必须还清所借的图书，否则不得办理离职离院手续。

（10）相关学科评审和名医工作室集中借阅成批本专业图书，报请医务部和分管院领导审批，限时归还。

4. 信息服务制度

（1）馆藏信息资源建设包括印刷版图书、中外文期刊和报纸，中外文电子期刊、博硕论文及电子图书数据库，加强重点学科专业信息资源建设。

（2）各种类型载体的医学文献信息资源进行科学整理加工、整序和管理维护。

（3）挖掘并整合网络信息资源，包括免费医学信息资源以及各类生物医学信息资源。

（4）为读者提供文献保障服务，包括全文申请服务、馆际间文献传递服务。

（5）开展创新培训模式，提升读者信息素养。包括各类数据库宣传及专题培训、试用数据库介绍、各学科信息资源利用讲座及相关学术活动。

（6）开展定题检索、信息编译和分析研究以及最新文献报道等信息服务，满足文献信息需求。

（7）开展多层次多种方式推广服务，提高信息数据库资源的知晓率和使用率。

（8）定期对电子阅览室设施进行维护，保证正常运行和开放时间。

5. 阅览室管理制度

（1）本阅览室是为本院职工、住培人员、实习及见习学生提供期刊、报纸阅读和学习的场所。

（2）本室为开架阅览，展出的期刊、报纸资料仅供阅读，概不外借。

（3）读者应爱护室内各种期刊、报纸，不得污损或毁坏，如有违者，按报刊原价的3~5倍进行赔偿。

（4）阅览室内须保持安静、整洁，禁止吸烟，切勿乱扔杂物。凡损坏室内设备者，须按价赔偿。

（5）按需从书架上取阅书刊报纸后，须放回原处，保持书架整齐有序。

6. 电子阅览室管理制度

（1）读者需持有效证件（如胸牌、身份证等）进行上机登记，免费使用电子阅览室。

（2）严格遵守国家法律法规，遵循网络道德，禁止利用网络从事危害国家及他人的行为。

（3）上机期间，严禁聊天、玩游戏、炒股票或进行与查阅资料无关的活动。

（4）遵守社会公德，展现文明礼貌。禁止将食品和饮料带入室内，保持室内秩序及环境卫生。

（5）禁止以任何方式连续、集中、批量地下载图书馆引进的数据库资源；严禁整本、整期地下载电子书刊全文。

（6）爱护设备，遇到故障或技术问题，应通知管理人员，未经许可，他人不得擅自处理。

（7）为防止病毒入侵，禁止携带 U 盘、移动硬盘等存储设备使用，一经发现，予以没收。

（8）电子阅览区计算机配备硬盘保护卡，如需临时保存文件，请存储在 C 盘，以免重启时丢失数据。

（9）违反上述规定且不服从管理者，将根据情节轻重予以批评教育，直至取消上机资格。如发现违法行为，交由医院相关部门处理。

（10）定期维护电子阅览室设施，确保阅览登记准确无误。

7. 安全管理制度。

图书馆作为消防安全重点单位，严格落实各环节的安全操作规程，建立日巡查等安全制度。

（1）用火安全管理制度

①书库、阅览室等各工作室内严禁吸烟、用明火。

②严禁将易燃易爆品带入馆内。

③严禁在馆区内焚烧纸张及其他物品。

（2）用电安全管理制度

①不准擅自改装供电设备和线路。

②不准乱拉乱接电线。

③发现问题及时报修。

（3）用水安全管理制度

①工作人员及时关闭使用的水龙头。

②保持水龙头开关正常和下水正常。

③发现问题及时报修。

（4）建立健全安全检查制度

①严格开展安全检查，每天下班检查，每周末检查，每季度检查，重大节假日前组织全馆安全大检查。

②协助岗位消防安全员定期组织检查，并做好记录。

③协助各级防火责任人，根据实际情况，进行有针对性的专项安全检查。

此外还有一些医院图书馆设有设备管理制度，馆内人员培训与读者培训制度，考勤、考绩与奖惩制度，环境管理制度等制度。

（四）实行岗位责任制

1. 岗位责任制概述

岗位责任制自 20 世纪 80 年代被引入图书馆管理领域后，迅速成为各级各类图书馆广泛采用的管理手段之一。这一制度以其明确的职责划分和标准化的操作流程，为图书馆管理带来了一定的秩序和效率。然而，经过多年的实践检验，岗位责任制也暴露一些问题。它虽然在一定程度上能够提高工作效率，但难以根本性地改变图书馆的管理体制、用人机制和分配制度。同时，岗位责任制在实现奖优罚劣、权责对等方面也存在一定的局限性，无法完全满足科学管理的需求。特别是在市场经济条件下，图书馆面临的外部环境和内部需求发生了巨大变化，岗位责任制的僵化和不适应性愈发凸显。近年来，尽管部分图书馆仍在坚持使用岗位责任制，但在实际操作中往往难以有效落实，多数情况下只是停留在表面形式上。因此，对于图书馆而言，如何在保持岗位责任制优点的同时，针对其存在的问题进行改进和创新，成为亟待解决的问题。

我们认为，任何管理制度都应当随着客观形势的演变而持续调整，以确保其生机勃勃、充满活力和实效。岗位责任制在实施中暴露出的矛盾，其核心在于缺乏创新机制，这表现为现行的管理制度在某种程度上制约了岗位责任制实质内容的实现。尽管这是不争的事实，但短期内彻底改变现行管理制度及其相关体制仍然充满挑战。以现代图书馆为例，尽管我们期望通过明确岗位设置、任务、业务技术要求，以及量化指标和绩效评价标准，使每个岗位或个人的职责和期望成果清晰明确，进而将图书馆打造成为事业发展和个人成长的舞台，但这目前主要停留在理论层面。实际上，图书馆在实现这一目标上仍面临重重困难。至于人事和财经方面的决策权，由于图书馆在组织结构上具有较强的依附性、独立性相对较弱，因此目前主要依赖于上级主管部门的指导，这使得岗位责任制在自主规定方面面临较大的限制。

考虑到医院图书馆的实际情况，上述问题的解决应该相对简单。毕竟，各院领导者作为医院图书馆的主要管理决策者，他们有权进行人事任免与奖惩，并有能力完善相应的管理机制。因此，医院图书馆实施岗位责任制具备得天独厚的优势。然而，要使其真正有效，关键在于确保岗位责任制的设置科学合理、全面系统。更为重要的是，医院领导者必须真正承担起领导责任，积极推动并持续监督岗位责任制的实施，以确保其发挥最大的作用。

2.制订岗位责任制的原则

（1）医院图书馆作为一个功能明确的系统，必须实行"有岗必有制"的原则。每个岗位都是系统中的一个重要部分，必须遵循系统的整体功能要求，并受到相应的制度制约。

（2）由于各岗位间的工作需要相互衔接、相辅相成，因此必须维持整个系统的动态平衡。

（3）管理水平的要求应当从实际情况出发，避免过高或过低的期望，以及僵化的多年一贯制。它应随着时间和情境的变化适时调整，以不断提升。

（4）岗位责任制应随着客观形势的发展和认识的深化进行适时调整，同时也要保持一定的稳定性，确保制度的连续性和有效性。

（5）制定岗位责任制时，必须根据本馆的性质、任务以及人、财、物等条件来设定。应避免脱离实际的想象，并避免简单地搬照其他图书馆的条文。制定好的岗位责任制应经过论证和领导审批，以增强其严肃性和权威性。

（6）岗位责任制要求按岗定制，各岗位间既要分工明确，又要紧密合作。每个岗位都应负责自己的任务，同时也要对其他岗位的工作负责，以实现各岗位之间的协调互补。

（7）在执行岗位责任制时，应给予一定的授权，并在坚持原则的基础上允许一定的灵活性。这有助于鼓励创新管理和创新服务，使系统更具活力和适应性。

（8）岗位责任制的内容必须符合业务技术的标准和全馆的总体目标。同时，各项制度应简洁明了，便于理解和记忆，避免冗长和繁琐。如有需要，可以将其印制成小册子，以方便执行和参考。

3.岗位责任制的内容

（1）行政管理制度涵盖了主管院长和馆长行使职权的各个方面，包括但不限于人事任免、财政拨款、设备配置、逐级授权等。馆长还全面负责业务技术工作，确保各项工作的顺利进行。

（2）业务技术管理制度则详尽地规定了文献采集、验收与财产登记、借阅、电子阅读室管理、电子设备使用与维护、网络信息应用与管理、分类与编目、馆际协调合作与资源共享、服务管理、环境管理以及馆内人员读者的培训等多个方面的制度。此外，还明确了考勤、考绩、统计、文献保护等具体制度，并制定了针对读者的各项守则，确保图书馆的正常运营和读者的权益。

第二节　医院图书馆人员管理

一、图书馆人员配备

（一）医院图书馆人员配备原则

1.整体性原则

所谓整体性原则强调对工作人员群体结构进行全面、整体的规划，确保统筹兼顾与合理布局。针对同类型人才过剩的部室和机构，实施适当的疏散与合理分流，以优化整体结构。

2.协调互补原则

医院图书馆馆员结构的各要素应相互协调，并在知识、技能、气质等方面实现互补。此原则确保图书馆中的个体在专业、性格、职称、年龄等方面各具特色，相互补益，共同构成有机协调的整体。

3.动态性原则

医院图书馆工作人员群体是一个动态系统，其结构的合理性是相对的。在保持稳定的基础上，需把握动态变化中的规律。人员结构管理需关注发展趋势，根据实际情况的变化不断调整策略，科学管理人才群体的发展。人才结构的调整应以图书馆读者和图书馆的发展为依据，保持队伍的生机与活力。

4.适应性原则

最佳的人员总体结构应既能立足当代，又面向未来，适应时代发展趋势。人才总体结构不仅要满足医院图书馆现代化建设的当前需求，还要对其未来发展发挥积极的推动作用。

（二）医院图书馆工作人员的基本构成

医院图书馆的工作人员队伍主要由管理人员、业务馆员和后勤馆员构成。管理人员分专职和兼职，专职管理人员一般为医院图书馆的馆长，部分图书馆还设有副馆长，也有部分图书馆不设置专职管理人员，由上级部门的领导兼职管理图书馆。业务馆员是图书馆运作的核心力量，他们专注于图书馆的采访、编目、典藏、流通参考咨询、数字图书馆建设与维护、技术支持和数据库开发等关键任务。而后勤馆员，主要由技术工人和工勤人员组成，他们致力于确保图书馆业务的顺畅进行。

当然，这种分工模式主要适用于规模较大的医院图书馆。在现实中，也存在规模较小的医院图书馆，其工作人员数量有限，可能只有几人。在这些图书馆中，管理人员的业务职责、业务馆员的工作内容和后勤馆员的具体任务往往不那么明确，可能会存在交叉和重叠的情况，如管理人员也需要参与业务工作，业务馆员可能也要承担一些后勤保障的任务。

（三）医院图书馆工作人员的结构

医院图书馆工作人员的结构涵盖数量和质量两个方面。在数量结构上，这包括人员总数、性别分布、年龄段划分、职称等级、学历水平、专业领域以及领导层级等，所有与人员数量相关的因素均属于这一范畴。然而，数量并非孤立存在，而是与质量紧密相连。此外，医院图书馆工作人员的数量与图书馆的藏书量、读者服务规模、开架方式、开放时间以及图书馆布局等因素密切相关。

1.专业结构

专业结构指的是图书馆内部集合了具备各种专门知识与技能的人才的体系。医院图书馆是一个涉及广泛知识领域的综合性结构。随着科学技术的日新月异，学科和专业的划分日益精细化，不同学科交织融合，多个学科相互渗透，共同发展，催生众多边缘学科。

因此，科学技术工作需要集结多个相关学科的专业技术人员，形成协同攻关的合力。为确保最佳效果，我们必须确保拥有完备的专业人才，合理分配人员比例，促进各专业人才的协作与各部门间的协调，从而构建科学的专业群体结构。

医院图书馆的工作人员专业结构应包括临床医学、图书情报学、统计学、文献计量学、计算机科学等领域。他们在各自的岗位上充分发挥专长，协同合作，以满足读者的信息需求，进而提升医院图书馆的服务质量。

2.年龄结构

年龄结构指的是图书馆中各个年龄段员工的分布及其组成方式，对于图书馆事业的持续发展和传承有着至关重要的影响。医院图书馆作为一个持续进步与发展的机构，依赖于不同年龄层馆员的共同努力和协作，以实现其使命和目标。

不同年龄段的馆员具备各自独特的知识储备、工作经验和能力特点，这使得他们适合从事不同类型的工作。一个理想的年龄结构应当包括经验丰富的高年资馆员、充满活力的中年资馆员以及充满创新精神的低年资馆员，以确保各年龄段人员的均衡配置，形成稳定且富有活力的工作团队。

医院图书馆的工作内容广泛且多样化，每种工作都有其独特的要求和挑战。高年资馆员凭借丰富的经验和深厚的专业知识，能够胜任那些需要高度专业性和经验的任务。中年资馆员则以其灵活的应变能力和高效的执行力，在处理复杂多变的工作场景时表现出色。而低年资馆员通常具备较强的学习能力和创新精神，他们在面对新挑战和需要新思路的任务时往往能够带来新的想法和解决方案。

通过构建理想的年龄结构，医院图书馆能够充分发挥每位馆员的潜力，形成优势互补的工作团队，共同推动图书馆事业的蓬勃发展。这样的结构不仅能够满足图书馆在不同发展阶段的需求，还能够激发员工的工作热情和创新精神，为医院图书馆的长远发展注入源源不断的动力。

3. 知识结构

知识结构是指在图书馆中，拥有不同知识水平的人员的合理配置及其相互关系。人的知识水平存在差异，通常与个体的教育程度和所获得的职称密切相关。在一个图书馆中，既不可能也不需要所有成员都拥有同等的知识水平。全员都是初级职称显然不足，全员都是高级职称也不切实际。让高级职称的人才去从事初级职称的工作是一种人才的浪费，而让初级职称的人才去承担高级职称的任务也不可行。

因此，一个规模适度的图书馆，需要构建科学的知识结构，这包括拥有初级、中级和高级知识水平的工作人员，并根据科学的比例来配置这些人员。同时，这种知识结构还需随着社会的持续发展进行及时的调整，以确保各个知识水平的工作人员能在各自的岗位上充分发挥自己的才能。

4. 性格结构

性格是指个体在对待人和事时所展现出的心理特征，包括活泼、沉静、勇敢、懦弱、直爽、粗暴等。它是人类高级神经活动在思想和行为上的直接体现，不仅塑造人的行为模式，而且经常影响个体的命运走向。行为模式通常能够揭示一个人的性格特征。在医院图书馆中，尽管每位工作人员的性格各异，但总体上可分为内向型和外向型。一个合理的性格结构，有助于推动医院图书馆工作的顺利进行。由于医院图书馆的工作种类繁多，因此，需要性格各异的工作人员来适应不同的任务需求。若仅依赖单一性格类型的人员，可能会给工作带来挑战。因此，医院图书馆在组建团队时，应确保既有内向型员工也有外向型员工，以便实现互补与协调。然而，具体到各个部门，应根据其独特的性质和要求，来确定最适合的性格结构。

5.性别结构

医院图书馆在安排工作人员时，应当注重性别比例的合理性。就工作性质而言，医院图书馆的工作与其他类型的图书馆类似，更适合女性来承担。实际情况也确实表明，女性在医院图书馆中的比例高于男性，这一现象在中外图书馆中普遍存在。通常情况下，男性员工擅长思考，具备较大的魄力和创新精神，但可能在细致和耐心方面稍显不足；而女性员工则通常更加细心、耐心，但在魄力方面可能稍逊一筹。考虑到医院图书馆的工作不仅涉及知识服务和脑力劳动，还包括大量的体力劳动，因此，男女工作人员应各自占据适当的比例，以确保工作的全面和高效。

（四）医院图书馆工作人员的素养

素养是指一个人的修养，从广义上讲，包括道德品质、外表形象、知识水平与能力等各个方面。在知识经济的今天，人的素养的含意大为扩展，它包括思想素养、文化素养、业务素养、身心素养等各个方面。

1.医院图书馆工作人员的基本素养构成

人的素养内容丰富而广泛，医院图书馆工作人员的素养构成主要涉及思想素养、业务素养、智力素养、能力素养、身心素养等方面。

（1）思想素养

在医院图书馆工作人员的职业素质要求中，思想素养和职业道德占据举足轻重的地位。实际经验显示，当具备了高尚的思想素养，其他各项素养均能通过个人长期的坚持与努力得到稳步的提升。相反，如果思想素养低下，即便拥有出众的才智和卓越的智慧，也可能成为阻碍专业素养发展的绊脚石。这正如那句老话所说：德才兼备的人是珍品，有德无才的人是次品，有才无德的人则可能是危险品。尽管每个人在专业素质上可能有所不同，甚至应该鼓励个人特色的发挥，但思想素养却是每个人都应共同具备的。医院图书馆的工作人员必须拥有基本的思想道德品质，这体现在他们对医院图书馆事业的敬业精神和职业追求上。他们应该热爱自己的工作，具备强烈的事业心和责任感，始终保持服务意识和奉献精神，以积极的态度对待工作，以热情和主动的态度对待读者。

（2）业务素养

业务素养是医院图书馆工作者在从事业务工作时不可或缺的基础知识和技能。医院图书馆工作人员的业务素养涵盖医药卫生知识、图书情报学知识、信息科学知识以及至少一门外语知识等。这些知识与医院图书馆的业务工作紧密相连，是确保高效、准确完成工作任务的关键要素。

①图书馆学知识：对于医院图书馆的工作人员而言，掌握图书馆学的相关知识至关重要。图书馆学不仅是一门研究图书馆事业发生、发展、组织、管理及其工作规律的学科，更是所有图书馆工作者不可或缺的基础知识，特别是医院图书馆工作人员。无论是在传统图书馆环境中还是在现代网络环境下，图书馆学知识都是他们的核心技能。图书馆员只有精通图书馆学和图书情报学的基本理论及基本技能，才能充分发挥其在医院医疗、教学、

科研及管理中的重要作用，为医院图书馆事业的发展贡献力量。

②医药卫生知识：医院图书馆的服务对象主要包括院内职工、住培医师、研究生、实习生和见习生等，少部分医院图书馆的服务对象还包括患者。但总体上来说医院图书馆的主要服务对象都是医药卫生领域的人员，这就要求医院图书馆的工作人员不仅要具备扎实的图书情报专业知识，还要了解医学相关学科领域的基本知识。这种专业背景是医院图书馆工作人员与其他专业图书馆工作人员的主要区别，同时也是他们在知识储备上的独特优势。若缺乏必要的医药卫生知识，图书馆员将无法有效地执行图书馆的工作，影响为读者服务的质量。

③计算机技能：随着信息时代的到来和网络技术的飞速发展，传统图书馆正逐步演变为传统图书馆与数字图书馆的融合模式。数字资源在图书馆信息资源中的占比日益增加，使得图书馆采用计算机自动化管理系统进行管理成为大势所趋。如今，绝大多数图书馆已经实现了自动化管理。在这种背景下，信息科学中的计算机技能成为了图书馆工作者，包括医院图书馆工作人员所必备的基本技能。因此，医院图书馆工作人员必须掌握相关的计算机知识，以适应时代的发展和工作的需要。

④一门以上的外语知识：我国医学科学在科研和临床医疗方面相较于发达国家仍有一定差距。为了紧跟这些国家在医学科学领域的最新进展，我们需要掌握他们的语言，特别是英语。英语作为国际科学技术交流的主要语言，其重要性因互联网的出现而得到进一步加强。目前，世界上主要的生物医学数据库都是基于英语开发的，同时，因特网上85%的网页和90%的信息都是用英语呈现的。因此，医院图书馆的工作人员应当精通至少一门外语，特别是英语，以便更好地履行图书馆的业务职责。此外，随着知识更新周期的缩短，医院图书馆的工作人员还需要不断拓展知识领域，掌握更多信息管理和知识服务的技能。

（3）其他素养

除了思想素养和业务素养外，医院图书馆工作人员还应具备身心素养、智力素养和能力素养。图书馆工作不仅要求脑力劳动，也需要体力劳动，因此健康的体魄是完成图书馆业务工作的基础。医院图书馆管理者在人力资源建设中应严格把控"身体素养关"，防止图书馆成为"老弱病残的收容所"。同时，在日常工作中，应重视并关心工作人员的身心健康，确保他们以充沛的精力应对图书馆繁重的体力和脑力劳动。

智力素养主要体现为人的智慧水平、知识的广泛性和深入性。医院图书馆的主要服务对象涵盖了从事教学、医疗、科研及卫生事业管理的专业人士和医学生。若医院图书馆的工作人员未能达到相应的知识标准，他们将难以满足这些读者的专业信息需求。在能力素养方面，医院图书馆的工作人员需具备逻辑思维能力、分析综合能力、解决实际问题的能力、管理能力、研究能力、交际能力以及表达能力等。这些能力都是胜任工作所不可或缺的。

2.医院图书馆领导者的基本素养构成

医院图书馆的领导，尤其是馆长，作为图书馆的管理者和组织者，不仅应具备一般工作人员的基本素养，还应展现卓越的政治素养、出色的业务能力、完善的知识结构以及优秀的健康状况。

（1）政治素养高

医院图书馆的领导者必须具备出色的政治素养和工作风范。

①应坚守正确的办馆导向，模范遵守国家法律法规，妥善处理国家、部门医院图书馆、领导层以及其他图书馆工作人员之间的关系，坚决维护国家和图书馆的权益。他们应以身作则，发挥表率作用。

②应怀有崇高的事业心和责任感，具备开拓进取的创新精神，并勇于在实践中不断探索。

③应秉持公正无私的原则，合理行使权力。他们应密切联系群众，善于进行深入的调研，坚持从实际出发，实事求是。他们应善于采纳民主集中制的正确意见，避免独断专行。他们应关心群众，团结同事，任人唯贤，避免拉帮结派，注重工作的细致性和方法的科学性。

④应严于律己，宽以待人。他们应展现正直的人格魅力，通过自身的言行积极影响同事和下属。他们应恪守廉洁自律的原则，赢得他人的尊敬和信任。

（2）业务能力强

医院图书馆领导者的业务能力涵盖了多个方面，其中最为核心的是思维能力。此外，表达能力也至关重要，包括语言表达能力、文字表达能力、曲线图表表达能力和数据统计表达能力等。组织管理能力同样不可或缺，包括计划能力、预算能力、以及指挥管理能力。除此之外，医院图书馆领导者还应具备洞察能力和记忆能力等。特别是图书馆馆长，作为学者型的管理者，他们需要在图书馆学和图书情报学领域拥有深厚的学术造诣和广泛的学术影响力。

（3）知识结构好

作为医院图书馆的领导者，需要具备广泛的知识储备，包括人文、社会科学和自然科学等领域的基本知识，特别是需要深入了解图书馆管理的专业知识，并具备研究能力。除此之外，领导者还应掌握人才学、系统工程学和管理学等基础理论。对于信息论、控制论、系统论以及计算机在图书馆中的应用等也应有所涉猎。同时，他们还应拥有丰富的实际管理经验，并深入了解图书馆的实际情况，以便更好地推动图书馆的发展。

（4）身体状况优

图书馆的领导者，特别是馆长，应充满活力、思维敏捷、决策迅速，且具备高效处理馆内事务和馆际合作的能力。他们应定期深入图书馆的各个部门，与员工并肩工作，从而直接掌握图书馆的实时动态。这样的实践不仅有助于及时发现并解决问题，更能以自身的榜样作用激励全体员工，共同推动图书馆各项工作的顺利完成。此外，领导者还应注重平衡工作与锻炼，保持健康的体魄，以充沛的精力更好地管理和发展图书馆。

医院图书馆的领导的政治素养、业务能力、知识结构和身体状况是有机的一体，政治素养是灵魂，业务能力和知识结构是基础，身体状况是保证。这四个要素相互联系、相互制约、相互促进、缺一不可。因此，图书馆的领导应加强政治素养的培养，保持良好的身体状况，不断提高业务能力和优化知识结构，努力实现这四个方面的最佳统一。

二、图书馆人才培养与激励

医院图书馆的人才培养与激励是提升图书馆整体服务质量和人员素养的关键手段。

（一）医院图书馆人才培养机制的建设与优化

1.学术培训的重要性与内容设计

学术培训对于医院图书馆人员的专业水平提升至关重要。医学领域知识日新月异，各类医学文献和信息资源不断涌现。图书馆员需要通过学术培训不断更新自己的知识储备，掌握最新的医学科研进展和技术应用，提升自身的文献检索能力和信息处理技术，以便能够更好地为读者提供信息服务。

学术培训对于医学领域的发展至关重要，应涵盖临床医学、基础医学、药学以及医学图书情报等专业领域。鉴于各医学领域的专业性和复杂性，医院图书馆在规划学术培训时，需根据不同领域的特性和需求，制定细致的培训计划和课程大纲。培训内容应包括医学文献检索方法、文献管理软件的运用、文献计量学的操作技巧、科研写作的规范与技巧等，帮助图书馆人员提升医学信息素养，为读者提供全面专业的学术支持服务。

学术培训应当结合实际需求和应用场景进行针对性设计。医院图书馆应当根据馆内工作人员的类别、学历层次、年龄等个人情况，结合图书馆的工作需要有针对性的设计培训内容。针对图书馆的基层服务人员可以开展文献检索和资料查询的实用技能培训；针对图书馆的学科服务馆员可以开展学术资源评估和学术建议撰写的专业技能培训；针对图书馆的管理人员可以开展团队管理和服务质量提升的领导力培训。通过有针对性地培训，可以有效地提升图书馆人员的专业素养和工作能力。

学术培训应当注重培养图书馆人员的学习能力和创新意识。医学领域的发展迅速，新知识、新技术不断涌现。医院图书馆的学术培训应当注重培养图书馆人员的学习能力和信息获取能力，使其能够在学术培训之外，可以自主学习最新的医学知识和学术成果，不断提升自己的医学信息素养，与时俱进，适应医学领域的变化，更好地服务读者。

2.业务培训的策略和方法探讨

业务培训的设计应紧密结合图书馆的实际工作需求和服务特性，确保其实用性和针对性。医院图书馆具有为院内读者提供医学知识和学术支持的作用，其业务培训应侧重于提升图书馆人员的服务质量和效率。对于图书馆基层服务人员，可以安排图书管理系统和信息服务技能的培训，帮助他们熟练掌握图书馆管理系统和工具的操作，提升其图书借阅管理和资料检索服务的效率；对于图书馆学科服务团队成员，可开展读者咨询和学术服务技巧的培训，提升他们在学科服务方面的专业水平；对于图书馆管理人员，可以开展团队管理和业务流程优化的培训，帮助他们提高团队协作能力和服务管理水平。通过有针对性的培训设计，可以有效地提升图书馆人员的业务能力和工作效率，为医院图书馆的发展提供坚实的支持。

业务培训可以结合案例分析和实际操作进行深入教学。医院图书馆在进行业务培训时，不仅要注重理论知识的传授，更要注重实践能力的培养。通过引入实际工作中遇到的典型案例，引导馆员进行深入分析和讨论，加深对图书馆工作中存在问题的理解，培养他们解决实际问题的能力和应变能力。此外，结合实际操作进行业务培训也至关重要。通过让学员参与实际操作和模拟练习，熟悉各类图书馆系统和工具的使用，提高其工作的准确性和效率。

业务培训应强调实践与反思的有机结合。医院图书馆的业务培训不仅要求馆员熟练掌握实际操作技能，还需在实践中不断进行总结与反思，适时调整和完善工作方法与技巧。培训过程中，应设置实际操作和实践任务，使馆员在真实的工作环境中运用所学知识与技能，以评估自身能力与水平。同时，鼓励馆员进行反思和总结，发现工作中的不足与问题，并制订相应的改进策略和学习计划。通过实践与反思的有机结合，有助于提升图书馆员的业务素养和应变能力，进而提高服务效率和服务质量。

业务培训可与团队建设和知识分享相结合。医院图书馆作为团队合作的重要场所，要求馆员不仅具备专业知识，还需具备良好的协作能力。业务培训不应仅局限于技能和知识的传授，更应注重团队协作和互动。可以组织多元化的团队建设活动，强化团队凝聚力和合作精神；同时，定期举办知识分享会和学术研讨会，让馆员分享工作经验和学习成果，实现互相借鉴和学习，提升团队整体业务水平。将业务培训、团队建设和知识分享三者有机结合，既增强了馆员间的凝聚力与合作精神，又使业务培训更具生动性和趣味性。这种综合性的培训方式更能激发学员的学习热情和工作积极性，有助于提升医院图书馆的整体服务水平。

3.学术交流平台的搭建与管理

医院图书馆应构建丰富多样的学术交流平台，包括线上、线下、线上与线下结合等形式，以满足不同人员的需求和学术交流的多元化。线上平台可以包括学术论坛、知识社区等，为馆员提供在线讨论和交流的机会。线下平台可以通过定期举办学术研讨会、专题讲座和学术沙龙等形式，提供面对面交流和互动的机会，促进学术观点和经验的交流与碰撞。这些多样化的学术交流平台将极大地拓宽图书馆人员的学术交流视野，推动知识共享与传播，进而提升整体学术水平。

为确保学术交流平台的有效运转，医院图书馆需构建一套科学的管理机制与运营规范。规范涉及学术交流活动的策划、组织、推广和评估等环节。在策划方面，图书馆需根据主题和需求制定详细的活动计划和议程安排，确保活动内容丰富、有针对性。在组织方面，图书馆需统筹安排活动场地、邀请讲者及参与人员等，确保活动的顺利进行。此外，图书馆可以通过内部通告和外部宣传等推广手段，提高活动的知名度与影响力。

在活动评估方面，医院图书馆通过收集参与者的反馈和意见，定期评估学术交流活动的效果和影响，为后续活动提供参考和改进意见。这不仅有助于了解活动的实际效果，还能确保学术交流平台的持续有效运营和发展。医院图书馆还需加强与其他部门的沟通协作，以完善和提高学术交流活动的质量和水平。通过综合评估和部门联动，为医院图书馆的持续发展注入新活力。

（二）医院图书馆激励机制的设计与实施

1.奖励制度的设计与执行

图书馆应结合馆员的现实需要，制定奖励制度。针对岗位的工作职责和特点，设计不同形式的奖励，如绩效奖、成果奖、先进个人奖等，激发馆员的工作热情，提高工作质量和效率。此外，图书馆还应根据工作表现和贡献情况制定明确的评选标准和程序，确保奖励制度的公平与公正。

在执行奖励制度时，图书馆应建立一套完善的执行机制和管理流程。包括成立奖励评审委员会或奖励评选小组，负责制定评选标准和程序及奖励评选和评定。此外，建立奖励档案，记录和保存获奖人员的相关信息和证明材料至关重要，确保奖励的可追溯性和公开透明。此外，图书馆要及时通报和表彰获奖人员，树立榜样，鼓励其他馆员向优秀者学习，共同营造积极向上的工作氛围和文化。

2.岗位晋升机制的建立与完善

在制定岗位晋升机制时，医院图书馆应依据岗位的工作职责和要求，确立详尽的晋升准则和条件。准则和条件应涵盖工作业绩、专业能力、学术水平和服务质量等，为馆员提供明确的评估与考核框架。同时，结合图书馆的发展愿景和人才储备情况，设计具有针对性的晋升路径和通道，为馆员提供清晰的晋升方向，激励其不断提升自身素养和业务能力，为图书馆的发展提供坚实的人才支撑。

在完善岗位晋升机制过程中，医院图书馆需加强对员工晋升过程的指导与管理。可设立晋升评审委员会或专门小组，负责制定晋升准则、审核评估晋升申请及相关材料。同时，图书馆应建立晋升档案，记录并保存馆员的晋升历程及相关证明材料，确保整个晋升流程的公开透明与合规性。此外，为馆员提供必要的晋升培训和指导也至关重要，可以帮助明确晋升过程中的目标和任务，制订合理的职业发展规划。

第三节　医院图书馆财务与预算管理

经费是图书馆持续运作不可或缺的基础。而财务管理则关乎如何合理、高效地使用这些经费，最大限度地发挥经费的效用。图书馆应依据预算管理的原则和方法，结合国家相关法规及图书馆的实际情况，构建财务管理和预算管理制度等财务规章制度，确保图书馆的所有经费使用都合理、合法、节约，并符合实际需求，有效支撑图书馆各项工作的顺利开展。

一、医院图书馆财务资金

（一）医院图书馆的主要资金来源

医院图书馆的主要资金来源包括医院财政拨款、捐赠资金以及科研经费等。

1. 医院财政拨款的主要作用

医院财政拨款主要用于馆藏资源采编，包括医学图书、期刊和数据库资源的采购等，这些资源是医务人员获取最新医学知识和研究成果的主要渠道。医学知识更新速度较快，通过及时采购最新的医学图书和期刊，可以满足他们对于医学新知识的学习需求，为其学术研究和临床实践提供有力支持。同时，通过对数据库资源的采购和维保，可以确保医务人员在手机端或电脑端便捷的检索获取到他们需要的医学知识，为其医疗工作的开展提供坚实的知识保障。

医院图书馆信息服务的高效运作，离不开尖端信息技术设备的支持。为确保这一目标，医院特别划拨财政资金用于设备的更新与维护。具体包括计算机、服务器和网络设备等硬件的升级，以及软件系统的持续更新和维护。借助这些先进且稳定的技术工具，医院图书馆能够为医务人员提供更加高效和便捷的学术支持，满足他们多样化的信息需求。

医院财政拨款不仅可以满足图书馆的日常运营需求，还可以用于扩展图书馆的学术资源服务。此举主要目标是丰富学术资源的多样性和广度，增加学术期刊的订阅数量和类型，同时引入更多医学专业数据库和图书资源管理软件。以读者为中心，持续进行改进和优化，医院图书馆将能更精准地锁定并满足医务人员的学术需求，促进医院整体学术水平提升。

财政拨款对医院图书馆的重要性不言而喻，它不仅为图书馆的日常运营提供了必要的资金支持，更是推动其开展多元化、高质量的学术活动和服务项目的关键。活动内容包括学术讲座、研讨会、展览等，不仅促进了医务人员之间的深度学术交流与合作，也极大地提升了医院图书馆的学术声誉和社会地位。通过合理而高效的财政拨款使用，医院图书馆有能力构建一个卓越的医学学术交流与研究合作平台，从而为医院整体的学术进步提供坚实的支撑和保障。

2. 慈善基金和个人捐赠的重要意义

慈善基金和个人捐赠为医院图书馆举办学术活动提供了重要的资金支持。这些活动包括学术讲座、学术研讨会、学术展览等。医院图书馆可以通过举办活动，邀请国内外知名专家学者来院进行学术交流与合作，推动学术思想的交流与碰撞，促进医学学术研究的发展。慈善基金和个人捐赠为这些学术活动提供了有力的资金支持，丰富了医院图书馆学术活动的多样化。

慈善基金和个人捐赠的资金支持对于医院图书馆学术资源的建设具有重要意义。通过慈善基金和个人捐赠的支持，医院图书馆能够购置更多高质量的专业学术书籍、期刊以及各类医学数据库，极大丰富了图书馆的学术资源，满足院内读者对医、教、研的医学文献需求。此外，这些资金还能够助力图书馆引进最新的信息技术设备，提升图书馆的信息检索与服务水平，为医务人员提供更加便捷、高效的学术服务。

慈善基金和个人捐赠对医院图书馆搭建学术交流平台、推动自身创新发展和服务提升方面发挥至关重要的作用。这些资金不仅为医院图书馆注入了强大的经济支持，推动了学术交流平台的构建，如学术交流网站和论坛，为医务人员提供了一个广阔的舞台，深入交流学术经验、分享研究成果。同时，借助这些资金的助力，医院图书馆还能与国内外众多医院图书馆携手合作开展学术资源的共享与协作研究，有力推动了医学学术研究的国际化与专业化进程。

此外，慈善基金和个人捐赠的慷慨支持，为医院图书馆的创新发展、服务质量的提升注入源源不断的活力。通过合理利用这些资金，医院图书馆成功推出了众多创新性的服务项目，包括数字化图书馆建设和移动服务平台建设等，显著提升了图书馆的服务品质和效率。这些举措不仅满足了医务人员的个性化信息需求，还推动了医院图书馆在学术资源服务领域的创新实践与探索，进一步巩固了医院图书馆在学术界的权威地位。

3.科研经费的应用与意义

医院图书馆通过科学、合理的利用科研经费，积极展开医学信息资源整合与创新项目，实现各类医学资源的优化配置与高效利用。这些资金将用于研发先进的医学信息资源检索系统和知识管理平台，旨在提升医学信息服务的智能化水平，为医务工作者提供更加高效、精准的学术信息服务。

此外，医院图书馆还将利用科研经费推动医学信息的个性化定制服务，这不仅能提升读者的学术个性化水平，也能显著提高读者的满意度。科研经费在此过程中发挥着关键作用，推动医学信息服务向智能化、个性化方向发展。

医院图书馆将借助科研经费，引进尖端的信息技术设备和信息管理系统，构建一个智能化的学术信息服务平台。该平台具备自动化检索和智能化推送功能，能极大提升学术信息服务的时效性和准确性。同时，图书馆还将利用科研经费，深入了解读者的学术信息需求和使用习惯，为他们提供精准的个性化学术支持服务。

医院图书馆还将利用科研经费开展创新项目和学术研究，通过课题研究探索医学信息服务的前沿技术和发展趋势，不断提升医院图书馆的学术研究水平和服务质量。此外，图书馆还将根据研究成果，进行相应的实证验证研究，为读者提供更高质量的学术支持服务。

（二）医院图书馆财务管理

1.馆长职责

馆长是图书馆的主要管理者。馆长及其授权的分管财务的副馆长对图书馆的财务工作负有法律上的责任，并统一领导财务相关事务。他们有权对年度综合财务预算计划、计划外开支、重大经济决策以及经济合同和经济协议进行审定和决策。

2.财务工作人员职责

承担审核报销凭证的职责，对总账与明细账进行登记并核对，负责管理会计凭证、账簿、报表等财务档案以及相关数据；编制年度经费预算计划，并根据医院审批通过的预算决议，监督并确保各项工作的实施；承担财务系统的日常维护与管理职责；妥善保管图书馆相关印章、支票、汇票、发票等票证，并根据相关法规和指令负责办理相关业务；优化固定资产账务管控，构建完善财务档案体系。

3. 经费预算管理

在每年的下半年，图书馆应紧密围绕年度事业计划，以实事求是、量入为出、勤俭办事的原则，精心编制常用业务经费的预算建议数据。同时，各部门需结合图书馆的工作安排，预先编制来年的专项项目预算，经过馆领导的筛选确定后，汇总上报至上级主管部门和医院财务部门进行审批。预算涵盖图书购置费、期刊购置费、数据库购置费、专项活动费以及设备购置费等多项内容，实行严格的计划审批制度。在申报临时项目时，各业务部门需提出预算申请，经馆领导审批同意后，再报上级主管部门进行审批。上级主管部门审批通过后，需经过财务部门的审核和医院的最终审批后，方可执行。

4. 支出管理

支出必须遵循国家制定的财务规章制度和财经纪律，不得有任何违反行为。对于经费的使用，包括图书购置费、期刊购置费、数据库购置费以及专项活动费等，必须严格限制在专项金额之内。任何经费的使用都需要经过馆领导的审核后，提交给上级主管部门进行审核，上级主管部门审核通过后，提交至医院财务部门进行最终审批。

5. 财务档案

图书馆应按照《档案管理实施细则》所规定的期限，及时建立财务档案，并将所有相关的会计档案妥善提交至财务部门和档案室进行长期保存，以确保档案的完整性和安全性。

二、医院图书馆预算管理

（一）预算编制原则

1. 依法理财原则。遵循职能要求，秉持实事求是、稳健进取、科学预判的原则；坚持量力而行、全局谋划，严格管控一般性开支，确保资金的合理使用。

2. 调整优化支出结构、集中财力办大事原则。根据医院财政的需求，图书馆需要不断调整和优化支出结构。在确保重点支出的前提下，应区分轻重缓急，科学统筹，优先保障图书馆正常运转的基本支出和法定支出，使有限的资金发挥最大的效益。

3. 维护预算完整性，实行预算制原则：所有预算外资金必须严格遵守预算管理规定，全部纳入医院预算进行统筹安排。年度支出应实行预算制度，确保先有预算，后有支出，以维护预算的完整性和严肃性。

4. 提高透明度，体现绩效原则：预算的编制过程应科学、规范、透明，并充分体现绩效性要求。每个项目支出都应设定预期效益和目标，以便于预算编制的监督。同时，图书馆需要加强对专项资金使用及其效果的监督和评价，确保专项资金的有效性、安全性和透明度。

5.真实性原则：预算的收支必须以医院的发展计划和履行图书馆职能的实际需求为依据。在测算每一项收支数据时，图书馆应保持科学、合理的态度，力求各项收支数据真实、准确，为医院的决策提供可靠的依据。

（二）预算的编制

1.预算编制的方法

在制定预算时，各预算项目负责人需根据其职能、业务范畴及任务要求，凸显图书馆核心业务，确保关键工作得到充足保障。编制过程中，应纳入医院已确定事项、上年预算需延续事项以及下一年度必然发生的事项于预算范围。同时，全面评估支出必要性与可行性，为每项预算支出提供充足依据，包括政策支持、实际需求、具体内容、实施策略及预期效益。审慎秉持勤俭节约、艰苦奋斗优良传统，严谨规划，严格控制支出范围及标准。

预算编制的过程由图书馆统一向各部门发布预算编报的具体要求。各部门根据本部门的工作发展需求来确定项目，并由指定的项目负责人负责预算编制工作。完成编制后，预算方案将提交给馆领导进行审查。馆领导审核通过后，方案将上报至上级主管部门进行进一步的审批。上级主管部门审批通过后，预算方案将汇集到医院财务部门，并由其统一上报至医院进行最终审批。

2.预算方案的审批

在审批预算方案时，须参考过去三年的预算执行情况以及本年度的事业发展计划和任务。对各个项目从技术、资金筹措、成本费用、组织管理、经济社会影响等方面进行细致的分析、论证和评估，以确保所有列入预算的项目不仅切实可行，而且理由充分。对于特定的项目，专门的项目负责人需要按照规定的用途来详细编制预算，并在获得馆领导同意后统一上报。一旦预算获得批准，项目负责人将负责项目的具体执行工作，并在项目完成后进行执行情况的汇报。

3.预算经费的分类

图书馆预算经费主要包括以下方面：文献购置费、专业设备购置、专项活动费以及其他项目。对于文献购置费，采编部、报刊和信息部将提供所需资料，并由采编部整合报出预算。一旦预算获得批准，采编部将负责经费支出的管理。对于专业设备购置，网络及办公自动化设备的预算由信息部负责编报，而家具和其他专业设备则由使用部门根据实际需求进行市场调查后编报。预算批准后，图书馆采购小组将制定采购方案，并指定专门的项目负责人具体实施。专项活动费的预算和管理则由负责活动具体操作的部门负责。对于其他项目，图书馆领导将确定具体的项目负责人，通常遵循"谁提出预算谁负责管理"的原则。

（三）用款管理

1.对于所有已纳入政府采购目录的预算批复项目，必须严格遵循相关法律规定和采购规范进行操作。采购负责人有责任在采购过程中严格遵守政府关于采购的法律法规，确保操作的合规性。

2.各项目负责人应根据当年的预算批复经费，详细填写用款计划表。内容包括用款项目、具体数额等。经过馆长的审核后，上报上级主管部门审批。审批完成后，上报至医院财务部门。

3.财务部门在确认拨款后，应及时通知用款部门款项的拨付用途，确保用款部门能够合理、有效地使用这些资金。

4.对于各部门临时项目或非计划内的用款需求，包括超出预算的用款，必须事先提交报告给上级主管部门审批。审批通过后，报送至财务部门。财务部门在提出相关意见后，报送至医院进行最终审批。

（四）经济合同管理

所有以图书馆名义对外签订的涉及经济行为的协议、合同等文件，必须经经手人和审核人签字，并得到图书馆馆长的正式批准。在签署这些协议或合同之前，必须提交给图书馆聘请的法律顾问进行审核，并附上其审核意见。签署完成后，应将一份合同原件或复印件提交至医院合同管理办公室以备查阅。未经馆长批准，任何部门擅自对外签订的协议、合同等文件均视为无效，并将追究相关人员的责任。

第四节　医院图书馆设备与技术管理

一、设备采购与更新

（一）设备采购策略与规划

在医院图书馆的设备采购中，应制订明确的策略和规划。

1.全面了解技术需求与发展方向

首先，医院图书馆作为医院的信息资源中心和信息服务机构，其技术需求与发展方向与医院整体信息化水平和发展息息相关。与各部门紧密合作是了解信息服务需求的关键。通过与临床科室、行政管理部门、学生班团等沟通，可以深入了解读者在医院的医疗、教学、科研、管理方面的信息服务需求，为设备采购提供精准的方向。

其次，随着医学信息化的发展，医院图书馆对数字化资源的需求日益增长。需要分析医院图书馆当前数字资源的类型、使用方式、覆盖范围等，结合读者的使用情况和反馈意见及数字资源的更新频率，为设备采购提供针对性的指导和建议，确保设备的更新能够满足读者对数字资源的使用需求。

最后，随着医学信息服务领域新技术应用的日新月异，医院图书馆需要密切关注新技术在医学信息服务中的应用情况和效果。对于读者相关实际需求，医院图书馆需要进行全面地调研和分析，包括对新技术应用的可行性、应用效果评估及应用实施成本等方面。通过调研读者对新技术应用的实际需求，可以为设备采购提供科学的决策依据，确保设备的更新能够满足医院图书馆信息服务的需要。

2. 建立标准化的采购流程

在设备采购的标准化流程中，需求评估环节具有举足轻重的地位。首先，须明确定义设备采购的具体目标和需求，全面评估设备功能、性能、规格及品质等方面。其次，需将需求与实际预算相契合，确保采购需求与预算间的合理协调，防止预算短缺或超支影响采购计划的顺利推进。最后，应结合医院图书馆的现实状况及其未来发展需求，制订科学且合理的设备采购计划，以确保设备采购的顺利进行和质量得以保障。

在标准化采购流程的供应商选择阶段，需全面考量多个维度。首要的是对供应商的信誉和资质进行深度评估，确保选择的供应商拥有可靠声誉，避免因供应商信誉问题对采购设备的质量与效果产生负面影响。其次，产品质量与性能是另一个重点考量因素，应选择那些能提供高质量、性能稳定的设备的供应商，保证采购的设备具备可靠性与稳定性。最后，供应商的售后服务能力和水平同样不容忽视，应选择那些能提供及时、有效售后服务的供应商，确保采购设备在运行和维护方面得到有力保障。

标准化采购流程中的合同签订阶段需要明确双方的权利和义务，确保采购合同的合法性和有效性。一是，要明确设备采购的具体条款和条件，包括设备的具体型号、数量、价格、交付时间、质量保证期限、售后服务等。二是，要明确双方的违约责任和赔偿责任，确保采购双方的权益保障。三是，明确采购合同争议的解决方式和程序，确保在合同履行过程中能及时有效地解决出现的纠纷和争议。

3. 建立稳定地供应商管理机制

医院图书馆在设备供应管理方面，应与可靠的供应商建立长期合作关系。通过建立长期合作关系，增强供应商的责任感和服务意识，确保设备供应的及时性和稳定性。与可靠供应商建立合作，可促进双方在设备采购和维护方面的良性互动，为设备管理和信息服务提供可靠保障。

为了确保医疗设备供应的优质性，医院图书馆需构建供应商评估机制，周期性地对供应商的信誉及服务质量进行评定。通过实施评估机制，客观全面地掌握供应商的服务品质与产品性能，及时发现并解决潜在问题，提出优化建议。医院图书馆应制定明确的评价指标体系，涵盖供应商的响应速度、产品质量、售后服务等，以确保设备供应质量。

在构建医院图书馆稳定供应链管理机制的过程中，有必要设立供应商管理档案，全面详实地记录供应商的基本概况及合作状况。供应商管理档案的建立有助于对供应商的背景和业绩全面了解，为后续采购工作提供参考。医院图书馆应制定档案管理制度，定期更新供应商信息，实时监控和管理供应商的业务表现，以提升设备供应的管理水平和效率。

（二）设备更新与升级策略

图书馆须制定设备更新规划与升级策略，紧密关注业内前沿技术演变，依据图书馆实际需求及预算状况，妥当规划设备更新与升级方案。

1.制订明确的更新计划和升级策略

首先，图书馆明确设备更新周期与标准。首先，医院图书馆应确立设备的使用寿命与更新周期。此过程需综合考虑设备品牌、型号、技术水平及性能表现。通常，医院图书馆可依据设备制造商的建议及行业标准实践来设定设备更新周期。例如，计算机设备更新周期可能在3~5年，而图书馆数据库服务器更新周期可能较长。此外，医院图书馆还应充分评估设备工作负荷与使用状况，以确定是否需更为频繁地进行更新。

其次，拟定更新方案。鉴于设备的使用年限与更新频率，医院图书馆应制订详尽的设备更新方案。方案应明确指出需进行更新的设备种类，以及更新的时机和优先顺序。在制订方案过程中，尤其应关注性能欠佳或即将步入淘汰阶段的设备。同时，还需兼顾医疗机构图书馆的实际需求，确保设备更新与服务需求相契合。

最后，在制订医疗图书馆设备更新计划时，需全面考量技术与财务因素。具体包括新设备的技术规范和性能标准。同时，须评估更新所需的财务资源，涵盖设备购置、安装、培训以及维护等费用。图书馆应依据现有预算制订更新计划，确保设备更新工作在财务可控范围内顺利进行。

2.跟踪行业最新技术发展趋势

积极追踪行业内的技术变革与突破。医院图书馆需与相关行业组织和机构建立紧密的合作关系，通过参与行业会议、研讨会以及专业展览等活动，获取最新的技术发展趋势和前沿技术应用实例。同时，医院图书馆应深入研读学术期刊和专业出版物中有关信息技术和设备管理的最新研究成果和文章，及时了解行业发展动态。

评估新技术对医院图书馆设备更新与升级策略的影响至关重要。为了保持设备的最佳状态，图书馆必须全面分析新技术对设备性能、成本结构、稳定性以及信息服务效率的影响。通过综合这些因素，我们能够做出明智的决策，确定是否需要调整现有的设备更新计划。此外，新技术的可行性和实施难度也是评估中不可或缺的部分，以确保新技术能在实际操作中得到广泛应用和推广。

为构建完善的技术研究与评估体系，医疗机构图书馆应设立专业的技术研究与评估团队，负责深入探究和评估新兴技术。该体系应包括技术实验室的创建与管理，定期举办技术培训和讲座，并积极吸引专业技术人才参与设备更新与升级策略的制定及实施。通过这一体系，医疗机构图书馆能够更科学、更精准地把握新技术的发展趋势，为设备更新与升级提供精确的指导和支持。

二、技术支持与维护

（一）技术支持服务的建立与优化

1.建立全面的技术支持体系

医院图书馆应构建一个完备的技术支持体系，涵盖专业的技术支持团队与服务平台的建立。该团队由资深技术人员构成，为读者提供技术支持服务，确保图书馆工作人员能随时获取所需的技术援助和解答，进而提升服务效率和品质。

为了实现不间断的技术支持，医院图书馆可开通技术支持热线和在线平台。技术支持热线允许工作人员随时拨打电话寻求帮助，而在线平台则通过文字、图片、视频等多种方式提供实时的在线咨询和技术支持，确保工作人员在设备和技术应用中遇到难题时能得到及时解决。

此外，医疗机构图书馆应定期组织技术培训与交流活动，以提升馆员对技术支持的认知及实际操作能力。通过定期举办技术培训课程、研讨会及技术交流会等，馆员能掌握最新的技术知识与解决方案，持续提高自身技术素养和专业能力，为医疗机构图书馆的设备管理及技术应用提供坚实保障与优质服务。

2. 组织定期的技术培训与交流活动

医院图书馆应当承担起组织定期技术培训活动的责任，确保为图书馆工作人员提供系统化、结构化的学习平台，以提升他们的技术能力。这些培训活动应覆盖设备操作、维护、故障排除以及应急响应等多个领域，让工作人员能够深入理解设备的使用和维护方法，提高解决实际技术问题的能力。

此外，医疗机构图书馆应定期组织技术研讨会，为工作人员提供互动学习与经验分享的平台。在此平台上，员工可就设备管理及技术应用方面的感悟与技巧进行交流，共同探讨解决问题的最优方法和策略。此类交流活动既有助于提升团队协作和共识，亦能推动技术支持服务的持续优化与完善。

医院图书馆应定期举办技术研讨会和专题讲座，邀请业界专家和学者分享最新的技术趋势和发展动态。通过这些专业活动，工作人员可以深入了解行业前沿动态，及时掌握最新的技术知识和发展方向，从而为医院图书馆的技术支持服务提供更加专业的、有前瞻性的保障。

（二）设备维护管理策略

1. 建立科学规范的设备维护管理制度

医院图书馆应依据设备特性及其运行状况，制定恰当的设备保养周期与保养项目。针对各类型设备，须制定对应的维护方案，明确维护时机与具体操作流程，以确保设备得到及时且高效的养护，从而保证其正常运转与稳定性。

医院图书馆应设立设备维护记录与档案，实时记录设备的维护进度与结果。记录内容需详尽，包括设备维护日期、维护项目、执行维护的人员等信息，以供后续维护工作的参考与支持。通过完善档案管理机制，医院图书馆能全面掌握设备维护情况，进行深度分析，及时发现潜在问题，并采取相应措施进行调整与优化。

医院图书馆须确立设备维护管理的责任体系，明确各职能部门及工作人员在设备维护工作中的具体职责和任务。明确的职责分工有助于维护工作的顺利进行和有效实施，确保维护工作的专业性和时效性。通过科学严谨的设备维护管理制度，提升设备的使用寿命和稳定性，降低设备故障导致的信息服务中断和延误。

2.建立设备维护记录和档案

为了优化医院图书馆的运营效率和设备维护管理，必须建立一套完善的设备维护记录和档案管理制度。制度应详细规定记录和档案的创建流程、管理准则以及所需信息。维护记录应包含设备的基础信息、维护的日期、所执行的具体维护任务、以及执行维护任务的人员等关键内容，以确保记录的全面性和准确性。

此外，档案管理制度同样重要，其目标是确保档案的完整性和安全性。通过设定明确的归档和管理流程，可以为图书馆的设备档案提供坚实的保障。

为了进一步提高管理效率，医院图书馆应充分利用现代信息技术，构建一个先进的维护记录和档案管理系统。该系统可以采用电子化的管理方式，通过创建统一的数据库和管理平台，实现维护记录的实时更新和档案信息的快速检索。这种数字化的管理方式不仅提高了档案管理的效率，还极大地提升了其便捷性。

为了确保制度的有效执行，医院图书馆还应定期对设备维护记录和档案进行审查与评估。通过定期的档案审查和维护记录分析，我们可以评估设备维护工作的效果和质量，从而总结经验和教训，为未来的维护工作提供有力的指导和支持。

第四章　医院图书馆的资源建设

馆藏建设又称图书馆藏书建设，是图书馆根据本馆的任务和读者需求，系统地规划、建立和发展馆藏体系的全过程，是图书馆最重要的基础建设内容之一。迄今为止，国内外无论哪一个图书馆都没有人忽视馆藏建设的重要性。只是时代在发展，形式在变化，馆藏建设的概念在更新，内涵在丰富。本章内容分为文献与信息资源获取与采集、藏书与文献整理与编目和数字化馆藏建设与维护三方面。

第一节　文献与信息资源获取与采集

馆藏文献与信息资源获取作为图书馆实施总体规划的阶段性具体安排，一般按照年度进行规划。在计划的制订过程中，必须紧密围绕总体规划的指导原则，同时根据实际情况进行适当的调整。一旦计划确定，就必须严格执行，并在完成后进行客观真实的总结与上报。若需对计划进行变更或调整，必须提供充分的客观依据，并事先获得上级部门的批准。馆藏文献与信息资源的采集不仅是衡量年度任务完成情况的主要标准，也是下一阶段工作的重要基础。通过严谨的计划制订与执行，我们能够确保馆藏建设工作的有序开展和高效完成。

一、馆藏文献的获取

（一）馆藏文献采集的基本要求

医学作为跨学科的应用领域，与其他多领域知识紧密相连。尽管医学图书馆的馆藏资源不可能完全覆盖所有领域，但在适应实际需求时，需坚持馆藏建设的核心原则，精准把控收藏标准，并合理调整各类资源的比例关系。具体的要求包括以下几个方面：

1.藏书成分

①基础藏书：根据本单位的性质、任务以及各项工作的需求所搜集的藏书，涵盖了各相关专业学科的各类别、多样内容以及多种出版形式的书籍和资料。这类藏书具有读者群体广泛和利用率高的特点。

②核心典籍：主要包括为本单位的核心职责、主要发展学科以及关键服务对象所挑选的专业书籍，同时涵盖按照馆际协作分工所承担的特定类别藏书。此外，还包含一些特殊文献，如珍稀孤本、绝版书籍、高度机密资料、少数特批进口的外文原版书籍以及为重大科研项目所累积的系列文献资料等。这类藏书因其独特性和重要性，常被称作特藏，它们

服务于特定的研究需求和专业读者群体。

③一般藏书：除上述两类藏书之外的其他藏书。涵盖科普读物及丰富业余文化生活的书籍等。这类藏书在某种程度上具备特定功能，并非次要。例如，构建学习医院、学习图书馆等方面，对于提升民众文化素养、实施政治思想教育、普及法律知识以及提高计算机与网络应用技能等方面，具有至关重要的作用。

2. 主要藏书内容及其主从关系

在学科领域方面，以医学专业学科文献为主，同时涵盖相关学科。在基础学科与临床学科之间，优先重视临床学科。在满足现实需求的基础上，兼顾未来需求。在中外文医学文献的选择上，以中文医学文献为主。

在专著与期刊的经费分配上，侧重于期刊。在权威性经典专著与一般专著之间，优先考虑权威性经典专著。在重点藏书与馆际分工藏书方面，力求实现专深、系统、全面和中外并蓄。

在文献类型方面，涵盖印本文献、光盘版文献、免费下载的网上文献以及通过网络重组形成的专题文献数据库。在全文光盘与印本文献之间，避免重复。

在馆际分工、协调收藏、共享资源的基础上，将分工收藏的文献视为馆藏建设的重要组成部分，注重深度和广度，力求特色鲜明、系统全面。

此外，建立健全的工具书体系，包括各种载体的检索工具、各类文别的字典词典、年鉴、手册、全书、丛书等，以及医院常用的各种药典、正常值与相关标准专利文献等。

（二）文献的收集与选择

文献的收集与选择是确保馆藏建设任务顺利完成并维持馆藏高质量的核心步骤。在文献收集过程中，我们必须严格遵循收藏标准，防止随意收纳，同时要审慎对待某些出版物的商业宣传，仔细甄别其质量。文献收集工作者作为构建高质量馆藏的关键人物，其知识深度和鉴别筛选能力对于图书馆任务的完成和馆藏质量的提升具有至关重要的作用。为确保工作的有效进行，文献收集工作者通常需要遵循以下原则。

① 深入了解馆藏资源，熟悉读者需求，掌握多学科的发展动态，以及国内外出版业的最新趋势。

② 精准掌握出版信息，合理评估需求，审慎制定收集预算，确保资源的有效配置。

③ 经费使用需合理规划，避免前松后紧或前紧后松的情况，确保资源持续稳定投入。

④ 建立预订卡制度，对新订文献进行严格查重，避免重复采购。

⑤ 高度重视重复出版现象，避免盲目订购，确保资源的独特性和价值。

⑥ 预订文献时，若难以直接审读，可依据作者和出版社的权威性做出合理决策。

⑦ 对于全套的丛书、多卷书，由于出版周期长，且整套书常会有补充和修订，除特殊需要的单行本外，通常建议采订全套。

⑧ 对于中外文经典专著和核心期刊，应尽可能全面收集。在需要减少订购时，应遵循"保证重点"的原则进行选择，确保核心资源的完整性和连续性。

二、馆藏文献资源的管理

（一）到馆书刊资料的验收与登记

1.图书验收与登记

（1）对于到馆的图书，需要仔细核对书名、著作者、出版者、出版地、出版期、装帧以及单价等信息，确保它们与预订卡上的信息完全相符。

（2）在数量验收方面，需要对每一种书的册数、单价和总金额进行仔细核对，确保它们与发行单位所开具的正式发票上的信息完全一致。

（3）在完成数量验收后，需要进行质量验收，检查图书是否存在倒装、缺页、污损等问题。一旦验收无误，将填写验收清单并与发票一同签注经手人和证明人，然后进行总括登记和个别登记。

2.期刊、报纸及电子出版物的验收与登记

（1）期刊验收与登记流程：期刊抵达图书馆后，首先需按照字顺进行排序，随后在期刊登记卡或计算机系统中逐册详细登记。

（2）报纸验收与登记程序：在报纸的验收与登记过程中，需特别关注日期、版次以及是否存在多出或缺少的情况。确保无误后，按照报纸登记表的相关规范进行登记。

（3）电子出版物验收与登记步骤：当电子出版物到达图书馆时，首先要检查其是否有明显的擦伤或破损。随后进行上机运行，确保无误。接着，根据各馆的具体登记方式进行登记，并装入适当的套装中，同时注明财产登记号以及验收、登记的责任人。

（二）藏书布局

藏书布局是确定藏书位置的关键环节，它要求将藏书划分为既相对独立又相互关联的系统。这种布局的原则应以方便管理和利用为核心，最大程度地满足读者的需求。对于规模较大的医院图书馆，藏书布局具有多样性。可以根据文献类型划分为普通书库、报刊库、特藏库；按使用功能划分为外借书库、阅览书库、参考书库、保存本书库；按语言文种划分为中文书库、外文书库；按利用率划分为一线书库、二线书库、三线书库。

对于小规模医院图书馆而言，不存在复杂的布局设计问题。通常，其布局仅分为书库和阅览室。尽管如此，合理的布局问题仍然需要考虑，例如图书、期刊、工具书、特藏书和特种文献的放置位置，以及电子阅览室的设置地点等。这些问题都需要在布局设计中充分考虑，以确保既方便读者又方便管理与利用。

部分医院图书馆的藏书布局没有固定的模式，它需要根据建筑物的结构、馆舍的大小以及藏书的数量来确定。合理的藏书布局不仅是科学体系的外在表现形式，也是构成科学体系的重要组成部分。

（三）藏书排架

藏书排架指的是按照一定的特征和排列方式，将藏书有条不紊地放置在书架上，确保每本书都能准确地找到其位置，进而为读者提供便捷的阅读和参考服务。由于藏书的特性各异，因此其排架方法也需灵活多变，以适应不同书籍的特点。

1. 分类排架法

分类排架是根据藏书内容所属的学科门类来确定的，它遵循分类号的顺序进行排列。当分类号相同时，会进一步依据书次号进行区分；如果书次号也相同，那么会采用辅助区分号进行排序。经过这样的分类和编号，每本藏书都会被赋予一个独特的索书号。这个索书号不仅是检索藏书的重要标志，同时也是藏书排架的依据。索书号由分类号、书次号和辅助区分号三个部分组成，确保了每本书的精确定位和有序排列。

书次号，作为确定同类书籍排列顺序的标识，其在我国的应用方式包括著者号、种次号和年代号等多种方法。

著者号是根据著者姓名的字顺进行编号和排列的，这种方法旨在将同类书中同一著者的所有书籍、同一种书的各种版本、复本以及多卷书集中归类。在取著者号时，可以采用著者姓名的四角号码，或者依据《通用汉语号码表》进行编码。

种次号是根据同类书籍中每本书的分编顺序编制而成的唯一标识号码。它以每本书为单位，根据图书馆藏书分编的先后顺序，依次赋予 1、2、3 等顺序号码，作为区分同类书籍的标识。

年代号是图书出版年份和月份的区分号，通常以数字形式表示年份，再加上月份。由于同种藏书可能存在分卷、分册、不同国别版本等问题，因此单纯一个书次号无法完全区分。因此，需要再加上辅助区分号来进一步区分。版本号是用来区分同种藏书的不同版本的，一般写在书次号后面，用阿拉伯数字表示。辅助区分号主要包括版本号和卷次号。

版本号用以区分同种收的不同版本。一般写在书次号（种次号）的后面，用阿拉伯数字表示版次，数字前加"—"，如《列宁全集》中文第二版，它的分类索书号为 A2/1—2。其中 A2 为分类号，1 为种次号，2 为第二版的版次号。

卷次号，分册或分卷出版的图书才有卷次号。卷次号用来区分多卷书的不同卷次，卷次号位于版次号之后，在数字前次号。

书次号和辅助区分号的重要性与分类号相当。在书号系统中，分类号占据主导地位，而书次号和辅助区分号则分别扮演着重要的辅助角色。如果书次号和辅助区分号失去了分类号的依托，它们就仅仅成为无意义的数字符号了。

分类排架的优点在于能够按类别集中文献，使读者通过类别快速找到所需书籍，提高了查找效率。同时，这也方便管理人员对藏书进行系统了解和熟悉，从而更好地向读者宣传和推荐。然而，分类排架也存在一些缺点。首先，分类室的书号号码较长，排书归架的速度较慢，容易出现错误。其次，分类排架需要预留空位，这可能导致空间得不到充分利用，或者需要经常进行倒架，增加了劳动强度和人力、时间的浪费。

2. 形式排架法

形式排架法，主要是根据藏书的特定形式进行排列的方法，涵盖了以下几种主要方式：

（1）登记号排架法：此法依据出版物的个别登记号进行排架。这些登记号有两种类型：

一是由出版编辑部门编制的出版序号，常见于期刊、多卷书、技术标准专利说明书等出版物；二是图书馆为每一册藏书所编的财产登记号，这些号码主要反映藏书的出版或收藏顺序，而不涉及内容分类。

（2）字顺排架法：该方法根据一定的检字规则，按照出版物的书名、刊名或编著者名称进行排架。对于中文书刊，常用的检字方法包括四角号码法、笔顺笔形法、汉语音查号法；而对外文书刊，则主要采用英文字母顺序法或其他特定的号码法。

（3）固定排架法：根据藏书的到馆顺序，为每册出版物分配在书架上的书架号、层格号和书位号，组合成固定排架号，再依据这一排架号进行排架。例如，"0233468"这一固定排架号，即表示某出版物位于 233 号书架的第 4 层第 68 书位。

形式排架法的优点在于排检迅速、节省空间，且无需频繁调整书架。然而，其缺点在于同类书籍无法集中放置，读者在寻找书籍时必须通过目录进行，以及在遇到拒绝借阅的情况下，管理人员难以推荐同类文献。

（四）藏书剔除工作

藏书剔除是图书保护和更新过程中不可缺少的环节，是解决书库有限空间与书刊无限增长的有效办法，也是提高藏书质量、增加流通率的客观需要。

藏书剔除是科学技术飞速发展、知识不断更新的必然结果。医学文献的半衰期多在 3.5 ～ 5 年，多采用定时、分批剔除的方法。藏书剔除是保障馆藏文献质量和有效利用的重要工作。

因此有计划地开展藏书剔除工作，应列为本馆的正常例行工作。由于此项工作给馆藏带来一定的损失，必须严格把关，谨慎从事。

1. 藏书剔除的原则

（1）文献的实用价值评估：这涉及判断文献所记录的知识内容是否仍具有实际应用价值，是否已经过时或已被更新替代。为准确评估文献的实用价值，图书馆员需对学科的最新发展动态有深入的了解，并避免仅凭个人主观臆断做出判断。

（2）文献利用率考量：根据图书馆的流通记录，可以设定一个时间标准来判断藏书的利用率。若某段时间内某藏书无人问津，可考虑将其剔除。然而，在做出决策时，需综合考虑该藏书的即时利用价值以及其潜在价值。有些藏书目前可能不被人利用，但考虑到图书馆未来的发展趋势、读者群体的变化等因素，未来可能吸引读者的藏书不应轻易剔除。

（3）图书馆性质与读者群体：图书馆的性质决定了其服务读者需求的范围和深度。因此，在决定剔除哪些文献时，必须充分考虑图书馆的性质。以医院图书馆为例，其剔除的文献往往是与馆藏重点关系不大或读者需求不高的文献。

2. 藏书剔除的范围

（1）针对过时的书刊：随着科学的进步和技术的发展，一些书刊的内容变得陈旧，失去了时效性和实用价值。这些完全失去使用和参考价值的书刊，应当进行剔除。

（2）利用率低的书刊：有些书刊的针对性不强，长时间放置在书架上无人问津。这类书刊的利用率较低，对于这类书刊，除了保留必要的复本外，多余的复本也应该进行剔除。

（3）复本过多的书刊：由于各种正常或非正常原因，某些书刊的复本数量过多，超过了实际使用需求，导致它们长时间滞留在书架上。对于这类书刊，除了保留必要的复本外，多余的复本应当进行剔除。

（4）内容重复的书刊：有些书刊在出版时，先以单篇著作或单行本的形式出现，随后又以汇编本或合集的形式出版。还有一些书刊因为新版书的不断推出而被替代。对于这类内容重复的老版书，如果原著没有版本保留价值，应当进行剔除。

（5）订错、订重的书刊：由于采集人员的工作失误，导致某些书刊被错误订购或重复订购，从而失去了使用价值。这类书刊应当进行剔除。

（6）破损严重、残缺不全的书刊：长期的流通和使用导致一些书刊出现破损或残缺不全的情况，无法继续流通。这类书刊应当进行剔除。

3.藏书的剔除标准

针对馆藏和利用率的不同情况，剔除标准应有所不同，目前暂定为五级：

（1）全部剔除留样率为0；

（2）基本剔除留样本1—2；

（3）局部剔除留样本2—3；

（4）少量剔除留样本3—5；

（5）不剔除留样本100%。

4.藏书剔除的方法和滞书的处理

根据藏书剔除的标准，依次从书架上取出需要剔除的书刊，并将它们集中排放。接着，取出这些书刊的书根卡，按照登记号的顺序开列清单，并将其送交相关领导进行审批。一旦获得批准，按照书根卡的顺序在书刊个别登记册上注销这些书。随后，根据分类索书号重新排列书根卡，并按照索书号注销目录卡片的个别登记号。

另一种藏书剔除的方法是先剔除目录卡片，然后按照卡片信息剔除相应的藏书。对于被剔除的书刊，可以根据不同的情况进行以下处理：首先，可以考虑调拨或转让给相关的图书馆；其次，如果有用的书刊，可以将其卖给古旧书店；另外，也可以低价出售给读者；最后，对于无法再利用的书刊，可以将其送到废品收购站或造纸厂进行处理。

（五）藏书保护

加强图书馆藏书的保护工作，不仅有助于延长藏书的使用寿命，还能确保其完整无损，长期为读者所利用。此外，妥善保护和管理藏书也是图书馆藏书建设工作的必要延续，对于落实节约办馆的原则，以及节省物力和财力资源具有深远的意义。

藏书受损和遗失的原因多种多样，但总体上可以归结为两大类：人为损坏和自然损坏。人为损坏常常源于图书馆员的疏忽大意，未能充分履行藏书管理制度，或者读者的行为不端，如随意撕页、涂鸦、挖图等，导致藏书的损害。而自然损坏则是由各种物理、化学、生物因素共同作用的结果，这些因素会加速藏书的腐蚀和老化，使图书过早出现开裂等现象。特别是在遭遇霉菌、虫害、水灾、火灾等自然灾害时，藏书所遭受的损失将会更加严重。为了保护藏书，应以教育和预防为主，采取以下两点措施：

1.加强教育健全制度

为确保图书馆的藏书能够得到妥善保护，我们必须经常对图书馆员和读者进行爱护藏书的宣传教育。此举不仅能够增强图书馆员护书的责任感，还能帮助读者养成良好的文明用书习惯。同时，图书馆还需要建立并不断完善保护藏书的各项规章制度，如安全保管制度、遗失及损坏赔偿制度等。

2.加强藏书管理，防止自然损坏

为确保图书免受自然损坏，需采取一系列预防措施，包括防火、防潮、防高温、防虫、防鼠、防尘和防霉等。其中，防火是确保书库安全的重要措施，除了制定严格的防火安全制度，还需杜绝一切潜在的火源，如禁止吸烟、烤火以及存放易燃物品。此外，应定期检查电路和供电设备，并配备灭火器和消防设备以应对突发情况。防潮和防高温同样关键，保持书库的恒温恒湿环境至关重要。理想情况下，应采用密闭空调来调控温度和湿度。根据我国的气候特点，书刊保存的理想温度范围为14℃至18℃，相对湿度为50%至60%。在没有空调设备的情况下，需采取其他措施防止湿气侵入和阳光直射。

防虫和防鼠工作同样不容忽视。要消除虫鼠滋生的条件，保持书库内部环境的清洁和通风。此外，还需定期检查并修补老鼠可能出没的漏洞。一旦发现虫蛀或鼠咬现象，应立即采取措施捕捉和根除，防止问题进一步蔓延。

防尘和防霉方面，需保持书库内外的清洁卫生，防止有害气体、尘土和烟尘的侵入。同时，注意防菌工作，防止病菌的传播。有条件的图书馆可以配备吸尘器、空气净化器和紫外线消毒器等设备，以提升书库的卫生状况。最后，对于磨损撕页、脱线的书刊，应及时进行修补和装订工作，使其恢复或接近原状，延长使用寿命。

从根本上讲，保护藏书是为了更充分地利用这些宝贵的资源。为了确保藏书的完好保存，关键在于图书馆管理人员对工作的高度责任心。即使面临条件不足、困难重重的挑战，图书馆员也能因地制宜，积极主动地创造有利条件，采取既简便又高效的措施，以做好藏书保护工作。

（六）藏书评价

藏书评价，又被称为馆藏评价，是对图书馆藏书进行综合性的考察和评估。通过这一过程，我们能够清晰地把握馆藏文献的优缺点，为改进和提升藏书质量提供有力的支撑。馆藏评价在馆藏建设的过程中起着承上启下的作用，它既是阶段性的工作总结，又是未来藏书结构调整的重要参考。同时，藏书评价也是确保藏书适应性和合理性的关键环节，对于提高图书馆服务水平和满足读者需求具有重要意义。

1.评价标准

为了构建符合医院特色的藏书体系，医院图书馆必须确保藏书的一贯性和连续性，并具备满足实际需求的支持能力。为了实现这一目标，图书馆需要制定一套馆藏建设策略，指导文献的选择与采购，确保馆藏计划与读者的需求和服务目标紧密相连。在这个过程中，读者的参与是不可或缺的，图书馆需要定期对馆藏策略进行评估和调整。

数量与质量是相辅相成的，一定的数量是确保质量的基础。在保障藏书供应的前提下，图书馆需要不断增加藏书的种类、类型和载体。此外，图书馆还要根据读者人数和层次的变化，灵活调整和优化藏书结构体系。为了防止藏书过剩，图书馆需要定期剔除老旧、不再适用的书籍，并不断更新和扩充新的资源。衡量藏书质量的关键指标是利用率和拒借率。利用率越高越好，拒借率越低越好。

2.评价方法

（1）统计分析法：运用馆藏利用率、文献保障率、拒借率等统计数据，对图书馆藏进行评价和衡量。

（2）表格征询法：通过设计并发放表格，向读者和相关专家收集他们对图书馆藏的意见和建议，从而做出评价。

（3）物理状态评价法：基于馆藏文献的保管状态，综合考虑霉变、虫蛀、鼠咬和丢失破损等因素，对图书馆藏进行全面评价。

（4）流通信息法：依据读者在流通过程中的反馈、需求以及流通文献种数与馆藏总种数的对比分析，对图书馆藏进行评价。

第二节　藏书与文献整理与编目

一、藏书整理与分类

医院图书馆应构建一套科学规范的藏书整理与分类管理办法，保障馆藏图书文献资源的有序管理和高效利用。

（一）建立科学合理的图书分类体系

作为医院的文献信息中心，医院图书馆应当建立起一套全面而系统的图书分类体系，确保读者能够快速准确地找到所需的图书文献资料。该分类体系应以医学学科的专业架构为基准，同时需要考虑医院自身的馆藏的特色以及读者的实际需求。此举不仅能增强图书馆的秩序性和条理性，也能提高医务人员借阅和查阅图书的效率，提高对读者的服务质量和图书馆的运行效能。

1.了解医院学科特点与图书需求

医院图书馆需要积极与临床科室展开互动，深入了解医务人员在专业学科领域对医学文献信息资源的具体需求。通过与临床医生和医护人员的深入交流，明确他们在日常工作中所需的专业医学图书、临床指南等文献信息资源，探索他们的阅读习惯和偏好，精准地确定医院图书馆在临床医学领域的图书分类与收藏重点。

除了临床医学，医院图书馆还需要与科研团队紧密合作，了解他们在研究过程中所需的专业文献和学术期刊。通过与科研人员深入讨论，了解他们在科研项目中所依赖的前沿资料和文献资源，以及他们对文献获取方式和具体服务内容的期望，为医院图书馆在科研领域图书分类和收藏方向提供明确指导。

此外，医院图书馆将积极开展读者需求调研和意见收集活动，全方位地了解医务人员在不同专业学科领域的需求和建议。通过问卷调查、焦点小组讨论和个别访谈等多种方式，收集医务人员对图书分类和馆藏资源的看法，以及他们的阅读偏好和信息获取习惯，为优化图书分类体系提供具体方向。

通过与临床科室和科研团队的沟通，以及深入的读者需求调研，医院图书馆将综合分析医务人员的反馈，构建一个科学合理且符合医院学科特点和医务人员需求的图书分类体系。此体系将为医务人员提供高效、精准的图书借阅和阅读服务，进一步提升医院图书馆的学术资源支持水平和服务质量。

2.设计适合医院图书馆的图书分类体系

在构建医院图书馆的图书分类体系时，应严格遵循专业学科的分类标准，对各类图书进行系统和细致的整理与划分。主要类别可包括临床医学、基础医学、医学影像学、药学、护理学等，以便读者根据专业需求和研究领域轻松定位所需图书。在确保基于学科的大分类基础上，医院图书馆还可进一步根据具体医学专业进行细致的分级和标准化。例如，在临床医学分类下，可细化为内科学、外科学、妇产科学、儿科学等。同时，为满足专业特色和实际需求，医院图书馆应设置个性化标签，如临床医学类图书可标注临床指南、临床案例分析、诊断与治疗等，便于读者迅速找到所需图书。

在构建医疗图书馆的图书分类体系时，需充分关注读者的阅读需求与使用习惯。通过调研、访谈等途径，了解读者对图书分类的的意见反馈与建议，深入探讨他们的阅读倾向和习惯。在接收读者反馈后，适度调整和优化图书分类，以满足读者的阅读需求，提升图书资源的利用率和服务品质。此外，伴随医学科技的进步和学科知识的更新，医院图书馆应持续更新和完善图书分类体系，定期评估和调整图书分类。根据最新的学科发展趋势和读者需求，更新图书分类标准，确保图书分类体系始终与医学学科的最新发展保持同步。从而为医务人员提供更加精确和便捷的图书借阅和阅读服务。

3.完善图书分类管理与维护机制

在构建科学合理的图书分类体系基础上，医院图书馆应优化图书分类管理及维护制度，确保图书分类体系的持续有效性及服务质量的稳定保障。创设图书分类管理规范与操作流程，明确图书整理归置的标准，强化图书检索与维护工作，确保图书馆藏书的有序陈列和便捷查阅。同时，定期进行图书分类成效评估及服务质量调研，掌握医务人员对图书分类服务的满意度与改进意见，适时调整与优化图书分类体系及管理机制，提升图书馆的服务品质和学术资源支持能力。通过优化图书分类管理与维护制度，医院图书馆可提升图书管理效能和服务质量，为医务人员提供更为便捷高效的图书借阅服务。

（二）加强对馆藏图书的整理和管理

医院图书馆必须强化其馆藏图书的整理与管理工作，通过定期整理和清理图书，以保障馆藏图书的完整性和品质。此外，应建立详尽且明确的图书整理和管理制度，确立图书的借阅、归还及保护流程，以确保图书馆藏书管理的高效有序。

1. 制定明确的图书整理和管理制度

医院图书馆应建立一套详细且明确的图书整理与管理机制，包括图书借阅、归还及维护等核心流程，确保图书馆藏书的井然有序。机制应包括制定规范高效的借阅与归还流程，方便使读者借阅和归还图书，提升读者的使用体验。明确图书维护的标准与要求，定期翻新、修补和装订图书，保障图书的质量和使用寿命。建立图书位置标识与管理系统，明确图书存放的位置，方便查找和管理图书。医院图书馆通过实施图书整理与管理机制，提升图书管理工作的效率与质量，为医院提供更为优质的图书资源服务。

2. 建立图书巡检和清点机制

医院图书馆应构建一套便捷高效的借阅与归还流程，确保读者能够便捷、快速地完成图书的借阅与归还。具体包括明确图书借阅的时间、借阅与归还的要求和步骤，建立借阅与归还登记系统，方便登记管理读者借阅信息，确保图书能够及时归还；制定合理的借阅时限与续借机制，满足读者的实际需求，增强图书借阅的灵活性与便捷性；此外，医院图书馆需加强借阅与归还流程的监控与管理，确保操作的规范性与准确性，避免借阅过程中出现混乱与错误。

医院图书馆需要明确图书维护的标准和要求，包括定期翻修、修复和装订图书等。图书馆需建立一套系统的图书维护流程，明确图书维护责任人及具体执行步骤，保证图书维护工作有条不紊、合乎规范。此外，图书馆还需规划图书维护的时间表与周期，根据图书的实际使用情况和状态，制订切实可行的维护计划，确保图书得到及时而有效的维护，确保其始终处于良好状态。此外，图书馆需加强对图书维护工作的监督与评估，及时识别并改进维护过程中的问题，提升图书维护的整体质量和成效。

医院图书馆可以建立图书位置标识和管理系统，确保图书存放位置的明确和规范。包括设置清晰明了的图书位置标识，为读者提供图书查找指引，方便读者快速准确地找到所需图书；建立统一的图书存放和管理规范，确保图书存放位置的统一性和规范性，避免图书存放混乱和错位；加强对图书位置标识和管理系统的维护和更新，定期检查和维护位置标识，及时调整和完善图书存放位置，提高图书存放的整体有序性和便捷性。通过建立图书位置标识和管理系统，医院图书馆可以提高图书的存放管理效率和读者的使用体验。

二、编目与索引建设

医院图书馆应建立完善的编目与索引建设机制，确保馆藏图书的编目工作科学、规范、有序地进行。

（一）建立统一的编目规则和标准

医院图书馆可以建立统一的编目规则和标准，严格按照国际通用的编目规范进行编目工作。具体包括明确编目的内容和要求，确保编目数据的准确性和完整性；建立编目操作指南和手册，为图书馆工作人员提供明确的编目操作流程和规范，保障编目工作的规范统一；制定编目质量评估机制，定期对编目数据进行质量检查和评估，及时发现问题进行修订和改进，提高编目数据的标准化和规范化水平。

1.明确编目的主要内容和要求

对于编目的主要内容和要求，医院图书馆应确定编目所涉及的要素和内容。包括书名、书目责任者、出版者、出版日期、主题词、索引词、分类号等，确保这些要素能够覆盖图书的主要信息和属性；同时，应明确各要素的规范化标准和编目要求，例如书名应使用标准化的书名词条，书目责任者应采用一定的责任者规范格式，出版日期应按照统一的时间格式，主题词应使用规范化的主题词表，分类号应符合国际通用的分类法规则。通过明确编目所涉及的要素和内容，保证编目数据的全面性和准确性，提高编目工作的规范性水平。

在明确编目主要内容和要求的基础上，医院图书馆应制定编目的基本原则和要求。包括确保编目数据的准确性和完整性，要求编目数据反映图书真实的内容和特点；同时要求编目数据具有一致性和规范性，确保编目数据在不同资源间的表现方式和格式保持一致；此外还应强调编目数据的规范化和标准化，确保编目数据符合国际通用的编目规范和要求。通过制定编目的基本原则和要求，规范编目工作的流程和标准，提高编目数据的质量和可靠性。

除了确定编目的主要内容和要求以及制定编目的基本原则和要求，医院图书馆还应设定编目数据的格式要求和规范化标准。包括明确编目数据的组织结构和排列顺序，使其易于检索和利用；规范编目数据的展示形式和呈现方式，确保编目数据的清晰易读和可理解性；制定编目数据的标准格式和排版要求，保证编目数据的统一性和规范化。通过设定编目数据的格式要求和规范化标准，建立一套统一规范的编目标准和模板，为编目工作提供清晰明了的操作指引。

为确保编目规则和标准的有效性和适用性，医院图书馆应定期审查和更新编目规则和标准。包括对编目工作中出现的问题和挑战进行总结和分析，针对性地调整和改进编目规则和标准；定期召开编目规则和标准的研讨会和培训会，增强编目工作人员的专业素养和操作能力；加强与国际编目组织和机构的交流与合作，了解最新的编目发展动态和趋势，及时吸收和应用新的编目理念和技术。通过定期审查和更新编目规则和标准，保持编目工作的前沿性和领先性，适应不断变化的信息环境和技术趋势，为读者提供更加精准高效的编目服务。

2. 建立编目操作指南和手册

编目操作指南和手册是医院图书馆优化编目工作流程、提升工作效率和质量的关键工具。在编制这些指南和手册时，应全面细致地介绍编目的各项步骤和流程，涵盖图书入库前的各项准备工作、编目数据的录入与整理，以及编目信息的核对与审核等环节。通过逐一阐述每个步骤的操作要点和注意事项，有助于编目工作人员准确理解并熟练掌握编目工作的整体流程，从而提升编目工作的精确性和规范性。

此外，编目操作指南和手册还应提供丰富的编目操作实例和范例。包括针对不同类型图书的编目案例和实践操作示范，以及常见编目数据的录入和整理方法。通过具体案例的展示和分析，能够协助编目工作人员更加深入地理解和掌握编目操作的技巧和精髓，进一步提升编目工作的效率和质量。

同时，这些指南和手册还应针对常见的编目问题和困惑提供解答。包括对一些常见编目难题的解释和说明，以及对相关编目规则和操作要点的深入解析和回应。通过针对性的问题解答，有助于编目工作人员更好地应对编目工作中遇到的挑战和困难，确保编目工作的准确性和规范性。

最后，为了适应医学信息资源和学术出版物的不断更新和发展，编目操作指南和手册需要定期进行更新和完善。医院图书馆应持续关注编目工作的最新动态和变化，及时修订和补充指南和手册的内容，以确保其与实际工作需求保持同步，保障编目工作的科学性和规范性。

3. 制定编目质量评估机制

医院图书馆应建立一套完善的编目质量评估标准和指标体系，确保编目数据的准确性、完整性、规范性和及时性。该体系具体包括评估要求、评估指标和标准，为编目质量的评估提供科学、可靠的依据。

为了及时发现并纠正编目数据中的问题，医院图书馆应定期开展编目质量的抽样检查和抽查评估工作。包括对编目数据进行抽样检测，查找可能存在的错漏、遗漏和格式错误，督促工作人员及时整改、修订。同时，通过定期抽查评估，对编目数据的质量进行全面分析，为图书馆全面的编目质量评估报告和提升建议。

在评估过程中，医院图书馆应建立编目质量反馈和改进机制。图书馆应及时将评估结果及时反馈给编目工作人员，使他们了解自己的工作表现和存在的问题，并为其提出改进和提高编目质量的建议。此外，图书馆还应为编目工作人员提供必要的培训和指导，帮助他们提高编目操作技能和工作水平，进一步推动编目数据的标准化和规范化。

为确保编目质量评估工作的有效性和持续性，医院图书馆应定期对编目工作进行评估和总结。通过反思和总结，发现评估工作中存在的问题和不足，及时调整和改进评估机制。此举不仅可以提高编目工作的质量，评估的科学性和有效性，还能确保医院图书馆的编目数据始终符合统一的质量标准。

（二）加强对编目数据的维护和更新

医院图书馆应加强对编目数据的维护和更新工作，及时调整和补充编目信息，便于读者查找和利用相关图书资源。包括建立编目数据的更新机制，定期对编目数据进行更新和修订，确保编目信息与实际图书资源保持一致；加强对编目数据的维护和管理，建立完善的编目数据库和信息管理系统，便于对编目数据进行整理和归档；开展编目数据的质量监控和评估，加强对编目数据质量的把控和监督，提高编目数据的准确性和可靠性。

1.建立编目数据的更新机制

医院图书馆应定期对编目数据进行检查和比对。通过与实际图书资源的比对，查找编目数据与实际图书的差异和不符之处，及时进行数据更新和修订。包括对书名、作者、出版信息等核心编目要素进行检查和核实，确保编目数据与实际图书资源的信息一致准确。

医院图书馆应建立编目数据的补充和完善机制。发现编目数据存在缺失或不完整的情况时，应及时补充和完善相关的编目信息。包括对缺失的主题词、内容描述、分类号等关键编目信息进行补充和完善，确保编目数据的完整性和详尽性。同时，也需要对编目数据中可能存在的错误和疏漏进行修正和完善，提高编目数据的准确性和可靠性。

医院图书馆应加强对新书目的编目工作。对于新进图书资源，应及时进行编目工作，将新书目信息纳入编目系统和数据库中。包括对新书的书目描述、分类标识、关键词标注等进行详细的编目工作，确保新书能够及时被读者检索和利用。同时，对于新书目的编目数据应进行严格的质量把控，确保新书目信息的准确性和规范性。

医院图书馆应建立编目数据更新工作的档案记录和管理机制。对于每一次编目数据的更新和修订工作，都应进行详细地记录和归档，建立相应的档案管理系统，便于对编目数据更新工作进行追溯和查阅。同时，也可以通过建立相关的数据更新报告和汇总统计，对编目数据更新工作的效果和成效进行评估和总结，为编目数据更新工作的持续改进提供重要参考依据。

2.加强对编目数据的维护和管理

医院图书馆应建立统一的编目数据库，对编目数据进行分类、存储和管理。通过建立统一的编目数据库，将各类编目数据按照书名、作者、主题词等关键要素进行分类和存储，便于对编目数据进行有效管理和检索，为读者提供快速精准的图书检索服务。

医院图书馆应制定编目数据的维护标准和要求。明确编目数据的格式和规范，确保编目数据的一致性和规范化。包括对编目数据的标点、大小写、格式等进行规范化要求，统一编目数据的呈现方式和排版风格，提高编目数据的可读性和可理解性，便于读者对编目信息的准确获取和利用。

医院图书馆应加强对编目数据的备份和存储工作。建立完善的数据备份机制和存储管理系统，定期对编目数据进行备份和存储，防止数据丢失或损坏。同时，也可以建立编目数据的访问权限管理机制，限制非授权人员对编目数据的访问和修改，保障编目数据的安全和稳定，防止数据泄露和损毁。

医院图书馆应建立编目数据维护和管理的定期检查机制。定期对编目数据进行质量检查和维护工作，发现问题并及时进行修订和改进，确保编目数据的完整性和准确性。通过建立定期检查机制，医院图书馆可以及时发现并解决编目数据管理中存在的问题和隐患，保障编目工作的正常运转和持续发展。

3. 开展编目数据的质量监控和评估

医院图书馆应建立编目数据质量评估的指标体系，明确评估编目数据的准确性、完整性、规范性评价指标。通过制定明确的评估指标体系，量化评估标准，提高评估工作的客观性和科学性，为编目数据的质量评估提供明确的标准和依据。

医院图书馆应定期对编目数据进行质量检查和评估。通过定期的质量检查和评估活动，发现编目数据中存在的问题和缺陷，及时采取纠正措施并提出改进建议，保障编目数据的准确性和规范性。同时，可以利用先进的技术手段和工具对编目数据进行自动化的质量检测和评估，提高评估效率和精准度，为编目数据的质量提升提供有效的支持和保障。

医院图书馆可以开展编目数据质量的反馈和改进活动。将评估结果及时反馈给编目工作人员，并与他们进行深入沟通和交流，了解他们在编目工作中遇到的问题和困难，共同探讨改进和优化的措施和方法。通过与编目工作人员的合作和协调，不断提高编目数据的质量水平，促进编目工作的规范化和标准化，提升医院图书馆的编目服务质量和效率。

医院图书馆应建立编目数据质量的监控机制，对编目数据进行实时监控和跟踪。通过建立定期监控和实时跟踪机制，可以及时发现并解决编目数据质量存在的问题和隐患，保障编目数据质量的稳定和持续提升。同时，可以利用数据分析和挖掘技术对编目数据进行深度分析和评估，发现数据质量的潜在问题和改进空间，为编目数据质量的提升提供科学可靠的支持和保障。

4. 加强对编目数据的培训和人员管理

医院图书馆应组织编目工作人员的培训和学习活动，帮助他们掌握编目工作的基本技能和操作要点。通过组织针对性地培训课程和讲座，提升工作人员对编目工作的理解和认识，增强他们的专业知识和技能，为编目工作提供坚实的理论和实践基础。

医院图书馆应建立编目馆员专业素质评估机制，对编目馆员定期进行绩效评估和能力测评。通过建立科学合理的评估机制，全面了解编目人员的工作表现和能力水平，发现存在的问题和不足，针对性地提出改进和优化的建议和方案。同时，可以根据评估结果为编目人员提供个性化的培训和提升计划，帮助他们提高自身的专业素养和工作能力。

医院图书馆应加强编目团队的协作和交流，营造良好的团队氛围和工作氛围。通过定期组织团队建设活动和交流会议，增进团队成员之间的了解和信任，促进信息的共享和交流，提高团队的凝聚力和协作效率。同时，可以激励和表彰优秀的编目馆员，树立典型榜样，激发编目团队的工作热情和积极性，推动编目工作的持续发展和提升。

医院图书馆应注重编目馆员的职业发展和个人成长，为他们提供良好的职业发展平台和成长空间。图书馆应为优秀的编目工作人员提供晋升和提升的机会，激励他们不断提升自身的专业素养和工作能力。同时，可以建立编目人员的学习交流平台，鼓励他们积极参与学术交流和研究活动，拓宽专业视野和提升学术水平，为医院图书馆的发展和建设贡献更多的力量和智慧。

第三节　数字化馆藏建设与维护

医院图书馆数字化馆藏的建设与维护是信息技术应用中的重要内容。医院图书馆应加强对数字化馆藏的建设与维护工作，包括数字化资源的采集和馆藏文献资源数字化两个方面。医院数字化资源的采集，括馆藏文献数字化、电子出版物与数据库采购及网络医学信息搜集。在馆藏文献数字化方面，应遵循文献价值理论、濒危文献优先及特色文献优先等原则，选择适宜方法进行数字化处理。数字化手段可提升文献利用率和检索功能，为个性化服务提供支持，并缓解空间限制问题。但需注意投入与效益、重复建设、管理及版权等问题。

一、医院数字信息资源的采集与组织

（一）数字信息资源的采集

1. 馆藏文献的数字化

馆藏文献的数字化是将图书馆内的珍贵资源转化为计算机可处理的数字格式。这个过程不仅限于传统的印刷文献，还包括各种特殊格式的文献，如缩微型和视听型文献。为了完成这一转化，我们可以采用多种方法，如人工录入、扫描或拍照，以及格式转换等，确保这些文献能够数字化保存，便于更广泛地访问和利用。

2. 电子出版物和数据库的采购

尽管多种转换和录入方法在医学图书馆文献数字化过程中占据重要地位，但直接购买数字信息资源的方式显然更为高效与便利。这种方式的主要采购来源是各大出版社和专业电子数据出版商。这些出版机构基于自身的专业领域，针对不同需求的读者，精心制作了丰富的电子版文献、电子期刊、数据库及其他出版物。通过采购这些电子资源，图书馆不仅能确保文献内容的精准性，还能大幅节省人力、物力和时间成本，成为一种极为便捷的信息资源获取方式。当然，这种直接采购方式需要资金支持，因此，医学图书馆在规划和建设其数字资源时，应根据自身的实际需求和资金状况，直接向出版商购买所需的数字信息资源。

3. 网络医学信息资源的采集

随着互联网日新月异的发展，大量的网络信息资源涌现，特别是医学领域的资源日益丰富。人们日益重视网络资源的应用，并在采集和组织资源时更加注重对网络资源的利用。医学信息资源采集人员需在海量的网络信息库中筛选具有学术价值的医学资源，然后进行整合和归档，构建资源库，进一步充实和丰富数字化馆藏资源。

然而，网络资源虽然具有诸多优势，但也存在一些弊端。在收集网络信息资源时，医学信息采集人员必须警惕一些潜在问题，因为网络信息资源的质量参差不齐。尽管网络上存在大量优质的内容，但也难免混入一些劣质资源。因此，医学信息采集人员在采集网络医学信息时，必须综合考虑信息资源的准确性、稳定性以及网站主体的权威性和信誉度。

在大多数情况下，由政府机构、权威学术团体、正规出版商等建立的网站，通常能够提供稳定性好、可信度高的信息资源内容。因此，医学信息采集人员应优先选择这些网站进行网络信息采集，以确保所获取的信息资源的可靠性和价值。

（二）数字信息资源的组织

1.目录方式

目录方式是一种常用的信息组织方法，主要针对各种媒体的文献单元。它依据预先确定的概念体系，将文献分门别类地逐层组织，形成目录或书目。这些目录主要用于检索出版物的名称、著者、出版信息以及收藏单位。目录的方式有很多优点，具体如下：

（1）专题性强：目录方式能够有效地将信息按照特定的主题或专题进行分类，使得读者能够快速地找到所需的信息。

（2）满足族性检索需求：通过目录方式，读者可以根据族性（如作者、出版社、主题等）进行检索，大大提高了检索的灵活性和准确性。

（3）目的性强，查准率高：读者可以根据规定的范畴分类逐级查看，这使得检索过程更具针对性，查准率高。

2.索引方式

索引方式是一种检索工具，其对象主要是文献集合中包含的信息内容，如期刊论文索引、报刊索引、工具书索引等。通过索引方式，人们可以获取关于某一内容或特征的查找线索，这些线索能够深入到文献所包含的信息单元中。检索标识可以包括文章的标题、名词术语、人名、地名，也可以涉及分子式、各种号码等多样化的标识方式。

3.网络搜索引擎

网络搜索引擎是一种独特的检索工具，专为组织和检索网络信息资源而设计，它同样可以视作数据库的一种特殊形态。其涵盖的资源类型广泛、形式丰富多样，并且具有强烈的动态性。这种搜索引擎不仅能够处理各种类型的网站资源，还能够连接BBS聊天室及多种电子形式的数据库。读者可以通过超文本链接的方式，轻松访问各种形式的信息资源。

二、医院图书馆馆藏文献资源数字化

（一）文献数字化处理原则

1.文献价值理论原则

在推进医学图书馆馆藏文献数字化的过程中，首要考量的是文献资源的自身价值，即是否有必要进行数字化。文献的价值可以表现为使用价值和保藏价值两个方面。部分文献的使用价值较高，而部分文献的保藏价值更为显著。对于那些两种价值均高的文献，应当作为优先考虑的对象。同时，对于版本价值较高但使用价值相对较低的文献，尽管使用者可能较少，但为了古籍的保护，也应纳入考虑范围。另外，针对当前使用价值极高的文献，应视具体情况而定。若其使用价值缺乏持久性，则可能无需进行数字化。

2. 濒危文献优先原则

为了抢救原始馆藏文献的信息内容并防止信息在不稳定媒体上的进一步损失，我们应优先对濒危状态的文献进行馆藏资源数字化处理。具体而言，针对容易受损、已受损或频繁使用的原始文献，应优先考虑数字化操作。例如，外文原版皮肤科彩色图谱等易遭读者破坏的原始文献，纸质脆化、发黄褪色的照片，以及字迹模糊的原始文献等，均应作为数字化处理的优先对象。

3. 特色文献优先原则

特色文献优先原则是对文献价值理论原则的继承与发扬，它突出了馆藏文献的独特性和价值。图书馆的文献资源作为一个有机整体，由不同的内容和形式共同构成，反映了一定形式的知识体系，具备系统性和专业特色，是图书馆不可或缺的资源条件。为了实现资源建设体系的专业特色，特色文献优先原则要求系统而全面地收集重点学科、特色学科或特定专题的文献。在此过程中，各医院图书馆应根据自身的学科特点、服务对象需求以及原有馆藏特色，审慎选择并建设特色学科和主题，确保图书馆资源建设的专业性和独特性。

（二）数字化文献的选择

多种物理介质、出版形式和馆藏类型的文献资源均可实现数字化，包括但不限于印刷型文献的数字化转换、特殊载体文献的数字化处理、缩微型文献的数字化转换以及音像资料的模数转换。此外，图书文献、连续出版物文献、论文文献的数字化，以及全文文献数字化、书目文献数字化（包括题录、文摘、书目索引等）也都是可行的。在选择需要数字化的文献资源时，除了遵循一定原则外，还应明确数字化的目的。

1. 保护文献

数字化管理可以有效降低读者对原始文献的直接接触，这对于保护珍贵的馆藏文献至关重要，尤其是以下几类文献：首先，那些载体不稳定的文献，如纸质脆化、褪色的照片等；其次，高价值的文献，如珍稀版本、善本、孤本，以及中医古籍等；第三，利用率极高的文献，因为它们通常更容易受损；第四，需要修复的文献，即已经受损的文献；最后，易被读者翻阅的图谱等易损文献。

2. 提高原始文献利用率

数字化多数传统文献通常都有助于提高原始文献的利用率，然而，并非所有文献都适合进行数字化处理。这里主要指的是那些具有特殊介质的文献，如缩微胶片、音像资料等，这些文献的数字化处理能够使它们更容易被检索、浏览和存取，从而进一步提高其利用率。

3.提高存取功能

存取功能的提升主要应用在以下文献类型中：首先，针对那些较少为人所知的馆藏文献，通过数字化手段，不仅能提升它们的存取功能，更能突显其重要价值；其次，某些经过特定格式数字化的文献，有可能成为新的馆藏资源，进而提高馆藏资源的整体利用率；再次，数字化处理后的文献，其原始信息价值往往会得到显著提升；最后，数字化还能有效克服传统文献的利用障碍，例如，对于那些幅面过大或易碎难以通过传统方法存取的文献，数字化提供了更加便捷和安全的解决方案。

（三）馆藏文献资源数字化的方法

1.扫描录入法

扫描录入法是一种高效、便捷的文献资源数字化处理方法。通过采用专业的扫描仪或数码相机等设备，将原始的文献资源转化为电子版或数字图像，并按照适当的方式进行存储。随后，这些数字化的资源可以与二次文献库进行对接，或者重新编制索引，如题名、分类、主题词、责任者、著者等，以满足不同检索需求。

相较于文字资源，图像资源提供了更丰富的处理手段。工作人员可以利用专门的软件，轻松实现图像文件的存储、压缩以及其他操作。通过数据库方式建立索引，不仅保持了文献的原貌，而且操作技术相对简单，特别适用于需要高保真度的资料数字化。

然而，这种方法也存在一些局限性。由于采用了完整的数据压缩技术，它所占用的存储空间相对较大。与文本方式存储的内容相比，它能够存储的文献内容数量有限。此外，由于操作技术较为复杂，对工作人员的技术水平要求较高，同时标引的工作量也相对较大。因此，在实际应用中，需要根据具体情况权衡其优缺点，以做出最佳的选择。

2.文本方式

文本是一种符号系统，通过标准编码表达整体意义，并以特定载体形式形成的社会文献信息。文档以文本模式存储，同时辅以全文检索数据库，该数据库由全文搜索系统构建。在全文检索过程中，存在两种主要方式。一种方式是对数据库中的每个字词进行索引编制，从而实现对数据库中文字的逐字检索；另一种方式则无需对字词进行索引，而是直接对文字进行逐字编制查找。这两种方式各有优缺点。第一种方式检索速度快，但索引所需的存储空间较大；而第二种方式虽然检索速度相对较慢，但可以节省编制索引所占用的空间。

3.扫描录入与文本结合的方式

扫描录入与文本结合的方式涉及多个步骤。首先，通过扫描形成图像文件，然后利用CR软件处理这些图像，将其转换成文本格式。接下来，将这些图像文件与转换后的文本文件叠加，从而创建全文版挂接扫描版。这种制作方式先制作扫描版，再利用OCR（光学字符识别）技术将图像转换为文本格式，是一种相当理想的制作方式。

在使用此功能时，读者可以通过文本文件快速检索到特定字词所在的句段。当读者阅读这些内容时，他们会看到的是与文本相对应的图像文件。这种方式不仅允许读者看到文献的原貌，还能帮助他们发现 OCR 识别过程中可能出现的错误。

（四）馆藏资源数字化的意义

馆藏资源的数字化对于充分发挥医学图书馆的信息资源优势具有至关重要的意义，它是推动医学文献信息资源实现共建共享的必要途径。随着技术的不断进步，资源共享已成为可能，但如果没有馆藏资源数字化的基础支撑，共享就无从谈起。只有当各个图书馆有针对性地将其特色馆藏文献资源实现数字化，实现电子化存取、网络化传输和利用，才能推动整个领域乃至整个社会实现馆藏资源的共享化、社会资源的馆藏化以及信息服务的社会化。

（五）馆藏资源数字化的作用

1. 保护文献

数字化馆藏文献不仅能够防止原件的丢失和损坏，更可以确保这些珍贵的历史资料得以长久保存。由于部分年代久远的文献在纸张制作工艺上存在缺陷，易受到酸化现象的影响，导致纸张机械强度大幅下降，轻轻触碰就可能破损，其耐久性极差，急需进行脱酸保护。此外，还有文献出现了纸张老化、脆化、裂口、发黄、掉渣、褪色、装帧结构破损、书脊断裂、封面缺损等问题。为了保护这些珍贵的文献，除了加强原始文献的修复和保护力度，图书馆还可以将原始文献转化为数字文献，以限制其使用。通过将原件存放在适宜的环境中，减少或避免读者的直接接触，此举既可以保护原件，又便于读者的使用。特别是对于那些珍贵文献，数字化处理不仅可以降低原始文件的损耗和丢失风险，还能进一步扩大其使用范围，让更多人有机会接触到这些宝贵的历史资料。

2. 利于个性化服务

信息资源的急剧增长和读者需求的多样性，使得个性化服务在图书馆领域变得至关重要。

随着科技的飞速进步和社会的持续发展，我们已经迈入了信息时代，图书馆必须帮助读者在海量信息中迅速找到他们所需的内容。读者需求的个性化和多样化趋势，要求图书馆的服务也要适应这些变化，向个性化和多样化发展。然而，要实现个性化服务，图书馆必须依赖于信息资源的数字化建设和技术进步。没有这些作为支撑，个性化服务只能是纸上谈兵，难以真正落实。

3. 解决空间紧张的矛盾

传统医院图书馆受限于有限的物理空间，这与其日益增长的文献馆藏之间存在着明显的矛盾。然而，数字化图书馆的出现和发展，为该问题的解决带来了契机。数字化图书馆在文献的使用时间和存储空间方面均展现出显著优势，其通过引入超大容量数字存储载体，不仅提升了图书馆的存储能力，更在有限的空间内创造更多价值、服务更多客户。

（六）馆藏文献资源数字化应注意的问题

根据各国、各行业乃至具体图书馆的具体情况，再结合馆藏文献资源数字化具体实践的全过程，人们要考虑的问题可能更多。

1. 投入与效益问题

在推进馆藏文献数字化的过程中，我们必须兼顾投入与效益两个方面。数字化工作并非一蹴而就，因此应避免一开始就进行大规模的操作，这可能会导致逻辑、行政和财政等多方面的困境。为了平衡投入与效益，我们应当先挑选一些重点的选题进行数字化，并确保这些选题尽可能简单明了，避免范围过于宽泛。将数字化工作的重点聚焦在某个学科、专业或行业上，有助于缩小选题范围并提高集中度，从而更好地实现投入与效益的平衡。在选择进行数字化的馆藏文献时，我们必须确保其具有明确的效益，这些文献应能为图书馆带来快速的经济效益或显著的社会效益。只有这样，数字化建设才能持续发展并取得成功。

2. 重复建设问题

尽管每个图书馆都拥有其独特的主题和特色，但图书信息资料的重复性仍然是一个难以忽视的问题，大多数资料都存在这种情况。因此，在推动馆藏文献数字化的过程中，我们需要摒弃传统的"大而全"或"小而全"的观念，转而聚焦于各自独特的馆藏文献，并推动资源共享，以此形成各自的优势并避免资源浪费。同时，我们也必须认识到重复建设在一定程度上是不可避免的。因此，我们需要从实际出发，既要有全局观，也要注重细节，确保重复建设保持在适当的水平。

3. 管理问题

为了推进馆藏文献资源的数字化进程，医院图书馆需要认真考虑以下两大管理因素。

首先，资金因素不可或缺。在数字化过程中，充足的资金支持是确保项目顺利进行的关键。图书馆需要积极寻求多元化的投资渠道，确保资金的稳定性和可持续性。同时，如果获得基金资助，必须满足资助者的投资标准和要求，确保资金使用的透明度和合规性。

其次，费用与效益的平衡同样重要。馆藏文献数字化的费用和效益评估是一个复杂而关键的问题。尽管大多数图书馆的数字化工作依赖于财政拨款，但这并不能完全解决费用问题和效益问题。因此，在规划数字化项目时，我们必须仔细分析模数转换的费用，并与预期的效益进行权衡。同时，我们需要探索应对措施，以确保费用与效益之间的平衡，推动馆藏文献数字化的可持续发展。

4. 版权问题

尽管版权法尚未明确规定关于作品数字化权的细节，但业界已达成共识，即作品的数字化权应归类为复制权。图书馆在为了保存和保护而对其馆藏文献资源进行数字化处理时，这应被视为合理的复制行为，并不涉及版权问题。然而，一旦这些数字化后的文献资源被用于使用、传输、传播或网络发布，就必须提高版权意识，否则可能会触犯版权法规。为了防范侵犯复制权的风险，对馆藏文献进行数字化处理时，应采取适当的措施：在遵守合理使用的相关规定的前提下进行文献的数字化复制；在数字化过程中，必须明确标注作者的姓名和作品的名称；如果数字化处理后的版权作品需要提供网络付酬服务，那么必须在获得相应授权后才能进行。

第五章　医院图书馆的读者服务

读者服务工作是指图书馆采用各种形式直接满足读者需要的服务活动，如文献借阅、参考咨询、文献检索、读者培训、空间服务等。在医院图书馆整体工作中，读者服务工作处于第一线和核心地位，是衡量图书馆工作好与差的主要标准。本章将围绕读者需求分析、馆藏推广与读者培训、参考咨询服务、图书馆空间与设施规划四部分展开讨论。

第一节　读者需求分析

一、读者群体与需求调研

由于医院内涉及多个科室、不同的专业背景以及学术水平各异的读者，图书馆要想全面把握读者的具体需求，就必须采取多元化的调研手段。通过深入访谈、问卷调查、座谈会等多种形式，能够更加精准地了解读者的需求和期望，为读者提供精细化的信息保障和信息服务。

（一）个别访谈

指调查员单独与被调查对象进行的访谈活动，具有保密性强、访谈形式灵活、调查结果准确、访问表回收率高等优点。在医院图书馆的读者需求调研过程中，个别访谈是了解读者需求的重要手段。通过访谈读者代表，充分了解各类读者群体的服务需求，为图书馆服务的改进提供有力的依据。

1. 个人研究项目或学术兴趣

在与读者进行深度沟通的过程中，图书馆应特别关注读者当前的研究项目和学术兴趣。通过调研了解读者的在研课题或学术领域，全面掌握读者的专业追求和研究方向，为读者提供精准的信息资源服务。

基于对读者个人研究和学术兴趣的了解，图书馆应为各类读者群体提供个性化的信息服务。图书馆可以通过向读者定期推送相关领域的最新学术进展、研究成果和前沿动态，为读者提供定制化的文献检索和知识管理方案。

除提供个性化信息服务外，图书馆还应积极构建学术交流和合作平台。通过组织学术交流活动，如学术研讨会、研究成果展示会等，为读者提供与同行深入交流、分享研究心得的机会。同时，图书馆应鼓励读者积极参与跨学科合作和科研项目合作，推动学术交流与创新的深度融合。

2.学术资源的利用情况

在个别访谈中，图书馆应着重关注读者在利用图书馆馆藏资源方面的需求。通过调研读者在运用各类数据库、期刊及文献检索工具过程中的经验与反馈，准确地把握读者对不同资源类型与平台的偏好及使用习惯。同时，通过了解读者对各类学术资源的运用频次、关注焦点以及使用体验，图书馆可以有针对性地调整资源配置与访问方式，以满足读者的信息获取及学术研究需求。

图书馆不仅需掌握读者对馆藏资源的应用状况，还需探讨读者在利用这些资源过程中所遭遇的难题与需求。通过调研读者在文献检索、数据库接入、期刊阅览等方面所遭遇的难题与困扰，全面了解读者对学术资源搜索效能、内容品质及检索精确性的期待与要求。基于调研结果，图书馆可以有针对性地优化资源服务流程，提高资源的利用率和读者的满意度。

3.对图书馆服务的建议和期望

在个别访谈中，读者经常对图书馆资源的多样性和数量提出建设性意见和建议。他们期望图书馆能够针对特定领域或专业增加文献资源，扩大数据库的覆盖范围，并提高更新频率，从而更好地服务于临床实践和学术研究。图书馆应当密切关注这些需求，并结合学术界的最新动态，持续优化馆藏资源的配置和更新策略，保证资源的丰富性和专业性，满足读者的文献需求。

此外，读者在访谈中还可能对数据库的访问方式和便捷性提出期望。他们希望图书馆能够提供智能化、个性化的数据库检索工具，简化资源访问流程，提高资源检索的效率和准确性。图书馆通过改进数据库的访问方式和便捷性，可以为读者提供更加流畅、高效的资源检索体验，从而更好地支持他们的工作和研究。

通过个别访谈，医院图书馆可以深入了解读者的实际需求，并为读者提供个性化和精准的信息服务。总之，个别访谈在了解读者信息需求、建立良好读者关系、增进信任和合作方面起着重要作用。图书馆应当积极采纳读者的意见和建议，不断优化服务，满足其日益增长的信息服务需求。

（二）小组座谈

又称焦点访谈，是一种采用小型座谈会形式进行深入探讨的方法。在主持人的引导下，与会者针对某一专题展开热烈讨论，以此达到对该问题透彻理解的目的。小组座谈不仅是一个交流的平台，它更是医院图书馆掌握不同科室和职称的读者独特服务需求和期望的重要途径。此外，它还能有效促进不同科室间的互动与合作。通过精心策划和组织的小组座谈，图书馆可以收集更多具体、实用的意见和建议，从而为优化服务提供不可或缺的参考。

1.明确会议目的和议题

在组织小组座谈会之前，图书馆必须对不同科室的特性和需求进行详尽分析，确定讨论的核心议题。为了深入了解各科室读者的需求，图书馆需要就学术研究、临床实践、医学教育等方面与科室小组进行充分交流，以把握他们对图书馆服务的期望和建议。例如，临床科室的医生可能更注重实践中的知识更新和文献需求，而科研人员则可能更看重科研项目的学术支持和高效文献检索服务。明确各科室的讨论重点，有助于座谈会精准引导讨论，更好地掌握科室之间的需求差异与共性，从而为提升图书馆服务质量提供有针对性的建议和改进方向。

在确立会议目的和议题时，图书馆应确保讨论内容与服务的改进方向紧密相连。讨论可以围绕资源广度与深度、服务质量和效率、学术支持的专业性和精准度等核心议题展开。读者可能会提出关于增加或减少某种资源、优化数据库访问方式、提升学术支持的专业性和精准度等建议。通过明确改进方向，科室小组能够为图书馆提供切实可行的改进建议，推动服务质量的持续提升，从而更好地满足读者的学术信息需求和服务期望。

2.促进多元交流和合作

在座谈会上，图书馆应鼓励读者积极分享他们的学术研究成果。通过构建一个开放且包容的交流环境，读者能够深入了解彼此的研究方向、成果和创新思维。图书馆应鼓励小组成员坦诚地讨论研究中的困难与突破，探索方法与技巧，进而激发学术间的启发与交流。这种分享不仅点燃了读者对学术研究的热情，更为深入的学术合作与交流铺平了道路。

除此之外，座谈会还扮演着读者分享临床实践经验的关键角色。在此，读者可以交流在临床实践中遭遇的挑战及其解决方案，分享成功的案例和实践经验。通过互相学习与借鉴，我们可以共同提升临床工作的标准和质量，为患者提供更优质的医疗服务，实现更好的治疗效果。

3.收集意见和建议，提出解决方案

在座谈会上，图书馆应精心策划开放式讨论和意见征集环节，让读者们能为图书馆服务的提升贡献宝贵的意见和建议。图书馆应鼓励读者们就服务内容、资源更新、培训活动等多个方面展开深入讨论，分享读者对当前服务的看法和期望。通过汇集这些意见和建议，深入了解读者的需求，为制定精准有效的改进措施提供有力的支撑。

经收集读者反馈意见后，图书馆将积极应对，提出切实有效的改进措施。措施包括优化服务流程、完善资源更新机制、丰富培训活动内容和形式等方面。图书馆应及时与相关人员沟通，征求其意见和建议。通过深入探讨与读者之间的互动，不断优化和完善改进方案，确保其实施过程中的可行性与实效性，为读者提供更高品质的图书馆服务，满足读者的期望与需求。

4.总结会议成果，制定后续计划

通过组织小组座谈会，医院图书馆能够促进读者之间的交流与合作，深入了解小组成员的需求和期望，为小组成员提供更加符合实际需求的服务和支持。

根据会议的总结内容和所收集的宝贵意见，图书馆需精心策划一系列具体、可行的改进措施和优化方案。方案需涵盖服务内容的更新与提升、资源配置的调整与优化，以及培训活动的组织与优化等方面。在制定这些方案时，图书馆务必深入考虑读者的需求与期望，以确保所提方案能精准解决问题，并为读者带来实质性的改善。

当具体方案制定完毕后，图书馆应清晰规划后续工作的步骤与目标。包括实施方案的详细时间表、责任人的明确分工，以及实施后预期达到的效果和成果。通过确立这些明确的后续工作计划与目标，图书馆能确保改进措施有序、高效地进行，进而满足读者的需求，持续提升服务质量和读者满意度。

（三）数据分析

通过对医院内部的数据分析，如图书馆借阅记录、数据库访问统计等，可以了解读者的信息需求和使用模式。

1.借阅记录分析

医院图书馆可以通过对借阅记录进行分析，了解读者的阅读偏好和知识需求。可以针对不同科室和职称的读者进行借阅行为的比较分析，了解不同群体的知识偏好和学术需求。通过分析借阅热门书目和常用数据库，了解读者的学术关注点和研究方向，为图书馆的藏书采购和服务推广提供有力的数据支持。

2.数据库访问统计分析

医院图书馆可以通过对数据库访问统计数据的分析，了解读者对不同类型数据库的使用情况和偏好。可以根据不同科室和学科领域的需求，分析其对不同数据库的访问频次和使用时长，以及对特定资源的检索行为和检索结果的满意度。基于数据库访问统计分析结果，可以为图书馆提供数据库资源优化、改进检索服务和调整数据库采购内容的参考依据。

3.需求模式分析

通过对读者的阅读、学术交流和科研活动需求进行深入分析，可以探索读者的信息需求模式和信息获取途径。可以结合借阅记录、数据库访问统计和文献传递情况等数据，了解读者信息获取的主要渠道和偏好方式，包括纸质文献阅读、电子文献获取、学术会议参与等。通过需求模式分析，可以优化图书馆的资源配置和服务模式，满足读者的信息需求和学术研究需求。

通过上述调研方法，图书馆可以建立详尽的读者需求档案，明确不同群体的需求特点，为进一步制定服务策略和计划提供有力支持。此举有助于保证医院图书馆信息服务的精准性，满足不同读者的信息需求。

二、服务需求评估与反馈机制

构建服务需求评估与反馈机制对医院图书馆而言至关重要，它不仅是提供高质量服务的基石，更是确保服务始终满足读者需求的关键环节。通过这一机制，医院图书馆可以精准追踪服务质量，全面收集读者反馈，并迅速做出改进。以下是构建这一机制的核心步骤：

（一）定期满意度调查

为了深入了解读者对服务的满意度和需求，定期进行满意度调查是至关重要的。调查需包括图书馆的各项服务，包括藏书的质量、服务态度、设施舒适度等。通过结合定量数据和定性数据的分析，图书馆能够更全面地掌握读者的意见和建议。为了让相关部门能够充分了解和重视这些反馈，调查结果必须在图书馆内部得到广泛的传播和分享。

1.调查范围和内容

为确保全面了解医院图书馆的服务质量和读者需求，图书馆应进行定期满意度调查，包括图书馆藏书质量、服务态度、设施舒适度以及数字资源的使用便利性等。在调查内容上，图书馆既要注重定量指标的收集，如评分、比例等，也不能忽视定性数据的获取，如读者的意见、建议等。此外，为确保调查结果的客观性和有效性，图书馆需要确保调查样本的广泛性，涵盖医院内不同科室、职称等群体，准确地了解不同读者对图书馆服务的满意度和需求。

2.调查方式和周期

针对医院图书馆的特点和读者群体，可以采用多种调查方式，如在线问卷调查、纸质问卷调查、电话访谈等，以便覆盖不同读者群体和获取更全面的意见反馈。调查的周期应根据实际情况灵活安排，可以选择每半年或每年定期进行一次全面调查，同时也可以根据需要进行临时的小范围调查。

3.调查结果的应用

调查结果务必得到迅速、系统的整理，以及深度分析和综合汇总。随后，这些结果应通过有效的渠道在图书馆内部进行广泛传播，确保所有相关部门和工作人员都能及时获悉。为了引起大家的关注和重视，可以通过发布调查报告、组织专题汇报会议等方式，将调查结果直观地展示给相关人员。同时，图书馆应根据这些调查数据，有针对性地制订改进方案和工作计划，不断优化服务流程，提升服务质量，以满足读者的需求和期望，提升读者的整体满意度。

（二）读者反馈渠道

除了定期进行调查之外，建立多样化的读者反馈渠道同样至关重要，包括电子邮件、在线反馈表格、电话咨询或者面对面咨询等。图书馆应迅速对读者反馈进行回应，并根据这些反馈进行相应的处理和改进。

1.多样化的反馈途径

为了持续优化服务质量和满足读者需求，医院图书馆应积极构建多元化的读者反馈机制。具体而言，应开通电子邮件反馈途径，使读者能够通过电子邮件直接向图书馆表达意见和建议。此外，应设计在线反馈表单，读者可在图书馆网站上轻松填写，对服务和资源提出宝贵的评价和改进建议。同时，提供电话咨询渠道，使读者能够直接拨打图书馆的咨询电话，及时反馈问题和需求。最后，不可忽视面对面咨询服务，通过与读者的直接交流，可以更深入地理解他们的需求和痛点。通过这些反馈渠道的建立，医院图书馆能够更好地收集读者反馈，持续改进服务，以满足读者的期望和需求。

2. 及时回应和处理

建立反馈渠道不仅需要收集读者意见，更重要的是要及时回应和处理读者的反馈。图书馆应建立完善的反馈处理机制，对读者提出的问题进行分类和记录，根据问题的性质和紧急程度，及时安排相关人员进行处理和解决。对于读者的建议和意见，图书馆也应认真对待，充分考虑读者的需求和期望，适时调整服务内容和方式，以提升读者满意度和体验。

3. 提升反馈渠道的可见性

为了鼓励更多读者参与反馈，图书馆应提升反馈渠道的可见性和便捷性。可以在图书馆网站和社交媒体平台上设置反馈入口，引导读者积极参与反馈活动。此外，还可以定期推出反馈奖励活动，鼓励读者通过反馈渠道参与互动，提高读者的参与度和反馈意愿。

（三）读者反馈会议

定期组织读者反馈会议是获取读者需求的关键环节，通过邀请读者代表参与，图书馆能够深入了解读者的真实需求和关切。会议应构建为一个开放、互动的讨论平台，使读者能够自由表达意见和建议。图书馆工作人员需保持倾听的态度，积极回应读者的诉求，并提出有效的解决方案和改进措施，以满足读者期望并不断提升服务质量。

1. 开放式的讨论平台

定期举办读者反馈会议，是医院图书馆深入了解读者需求的关键手段。会议应设计为一个开放式的讨论平台，鼓励读者充分表达他们的意见和建议。邀请医院内具有代表性的读者参与，可以涵盖不同科室、专业背景和学术水平的读者，从而全面把握读者群体的需求和关注点。在会议中，可以针对图书馆的资源收集、服务支持、数字化技术应用等主题进行深入探讨，让读者分享他们的使用体验和建议。

2. 认真倾听与及时提出解决方案

在读者反馈会议中，图书馆工作人员需要认真倾听读者的意见和需求，与读者积极互动。对于读者提出的问题和建议，应迅速提出解决方案和改进措施，并明确改进计划的时间表和责任人。同时，图书馆应及时回应读者的疑虑和问题，对读者提出的建议给予明确的反馈和回复，以增强读者对图书馆的信任和支持。

3. 持续改进和跟进

读者反馈会议后，图书馆应建立持续改进和跟进机制。针对读者在会议中提出的问题和建议，图书馆应及时跟进处理情况，并向读者反馈改进的成果和效果。同时，应建立跟进机制，定期评估和总结读者反馈会议的成果和改进效果，不断优化会议的组织方式和内容设置，以提高会议的参与度。

第二节　馆藏推广与读者培训

一、藏品展示与推广活动

在医院图书馆中，为了提高馆藏的可见度和利用率，可以开展多种形式的藏品展示与推广活动。

（一）定期举办书展和主题展览

医院图书馆具备丰富的馆藏资源和专业特色，可以定期举办多样化的书展和主题展览活动。通过这类活动，图书馆不仅能够吸引读者的注意，还能有效提升读者对图书馆资源的认知度和使用频率。为了满足不同读者的需求，图书馆可以针对性地选择特定的学科或热门主题，展出与之紧密相关的书籍、期刊和研究资料。这样，读者在享受阅读乐趣的同时，也能深入了解相关领域的专业知识，为他们的学习和工作提供有力的支持。

1.定期举办书展和主题展览

医院图书馆定期举办书展和主题展览活动，是提高馆藏可见度和利用率的关键手段。通过细致的策划和独特的布置，图书馆能够吸引读者的目光，增加他们对图书馆资源的了解。在这些展览中，图书馆聚焦于特定学科或研究领域的书籍、期刊和研究报告，以满足读者对专业知识的渴求。选择展览内容时，图书馆紧密结合医院当前的学术研究热点、临床需求以及读者的兴趣点，确保展览内容既具针对性又实用。

2.通过展览活动促进学术交流和知识共享

在书展及主题展览中，医院图书馆有能力组织相关学术交流活动与讲座，邀请各学科领域的专家学者进行深入学术讲解与交流。通过举办这些活动，读者不仅可以提升对馆藏资源的了解程度，还有机会与专家学者进行面对面交流，探讨学术前沿与研究动态，从而促进知识共享与学术思想的碰撞。这些展览活动不仅有助于提高读者对图书馆资源的认知度，还能拓宽其学术视野，激发学术研究热情与创造力。

（二）举办馆藏推介会等活动

除了书展和主题展览，举办馆藏推介会等活动也是提高馆藏可见度和利用率的有效手段。通过专门的推介会，图书馆可以向读者介绍馆藏资源的特色、优势以及使用方式。这种直接、针对性的宣传方式有助于读者更全面地了解图书馆所提供的各种资源类型，包括纸质图书和电子文献等。

1.举办馆藏推介会等活动

医院图书馆可以定期和不定期举办馆藏推介会等活动，向读者介绍馆藏资源的特色、优势以及使用方式。此类活动为读者提供了一个了解图书馆藏书和电子文献等资源的机会，提升读者对图书馆资源的认知度和利用率。通过馆藏推介会，图书馆工作人员可以详细介绍图书馆的藏书情况、数据库资源以及订阅期刊的特点，向读者展示图书馆所提供的各类专业资源，针对不同专业学科和研究领域的需求进行推介和讲解。

2. 提供个性化咨询服务和资源指导

在馆藏推介会等活动中，图书馆可以提供个性化的咨询服务和资源使用指导，帮助读者更好地了解如何有效利用图书馆资源进行学术研究和临床实践。通过针对性的资源推荐和使用指导，图书馆工作人员可以帮助读者快速定位所需的学术文献和研究资料，提高他们在信息检索和文献查阅方面的效率和准确性。这种个性化的服务方式能够有效满足读者的信息需求，提升他们对图书馆资源的信任度和满意度。

（三）结合重大节日和医学会议等时机

图书馆应巧妙利用重大节日和医学会议等契机，开展具有针对性的推广活动。例如，在医院的重要节日或医学界的重要会议期间，可以策划并组织主题讲座、交流研讨会或特色资源展示活动，充分展现图书馆的独特资源与服务。此类活动不仅能激发读者的兴趣，更能深化他们对图书馆资源的了解，从而实现图书馆资源的最大化价值。

1. 结合重大节日和医学会议等时机

医院图书馆应把握重大节日及医学会议等契机，实施精准推广活动。通过举办活动不仅可以向读者展示图书馆资源与服务，还可以提升读者对图书馆的认知及信任。通过举办主题讲座、学术研讨会及资源展示会，图书馆可向读者推介最新学术资源、数据库订阅及研究工具，帮助读者了解与应用最新医学研究成果与信息。此举不仅能够提高读者的专业素养，还能够促进医院的学术交流和知识共享。

2. 开展定制化的服务和学术支持

在重大节日和医学会议期间，图书馆可以积极提供个性化的信息资源推广服务，满足读者在学术研究和临床实践中的个性化需求。通过为读者推荐特定的学术资源和提供精准的信息服务，帮助读者解决在学术研究和临床实践中遇到的各种问题和困难。此类有针对性的学术咨询和研究支持，不仅能够提升读者学术专业水平和研究能力，还能增强读者对图书馆的信任和依赖，进一步提升读者对图书馆服务价值的认知和体验。

二、读者培训课程与活动

针对读者在信息检索、文献管理、文献计量、统计分析等方面的需求，医院图书馆可以开展多样化的读者培训课程和活动。

（一）组织针对文献检索技巧的培训课程

为帮助读者掌握高效的文献检索方法和策略，医院图书馆可以组织文献检索技巧系列培训课程。课程内容包括各类文献资源的概况介绍、文献检索工具的选择和使用、检索策略的制定、文献筛选和评价等。通过系统化的培训，读者可以更加高效和精准地获取所需的医学文献和研究资料，提高其学术研究和临床实践的效率和质量。

1.选择合适的文献检索工具

在文献检索技巧的培训课程中，首先需要帮助读者了解各类文献检索工具的特点和适用范围。针对医学领域的特殊性，介绍医学文献检索常用的数据库和检索引擎，如PubMed、Medline、Embase 等，以及一些综合性的学术搜索引擎，如 Google Scholar。通过对比它们的检索覆盖范围、搜索策略和检索结果等方面，帮助读者选择适合自己需求的文献检索工具。

2.制定高效地检索策略

培训课程应该为读者介绍如何制定高效的文献检索策略。包括如何根据研究问题或临床需求构建适当的检索词汇和搜索语句，如何利用布尔逻辑运算符、医学主题词和关键词标引等方式进行精准的文献检索。通过举例分析不同研究场景下的文献检索策略设计，帮助读者掌握制定有效策略的技巧和方法。

3.文献筛选和评价技巧

课程应为读者介绍文献筛选和评价技巧，帮助读者快速精准地获取所需的医学文献和研究资料。包括如何根据文献检索结果进行筛选和排除、如何评价文献的可信度和权威性、如何分析和比较不同文献之间的研究结果和结论等方面。通过实际案例分析和讨论，帮助读者培养批判性思维和文献阅读能力，提高其对文献信息的理解和运用能力。

（二）举办学术写作指导讲座

医院图书馆应当举办专业的学术写作讲座，为读者提供全面的学术论文写作指导和培训。讲座内容将涵盖学术论文的基本结构、格式要求，以及科研成果的表达和整理方法。此外，还将深入探讨论证和论述的技巧，帮助读者提升学术论文的逻辑性和说服力。通过这样的培训，读者的学术写作能力和水平将得到显著提升，能够更加准确地撰写出符合规范的学术论文和临床报告。

1.学术写作规范和结构

在学术写作指导讲座中，应首先深入剖析学术论文的核心构成部分，包括标题、摘要、关键词、引言、方法、结果、讨论和结论等。针对每个部分，提供详尽的写作指导和结构特点分析，帮助读者全面理解每个组成部分的功能和重要性，学习如何通过科学、合理的组织和布局，有效展现研究成果和学术发现，提升论文的整体质量和影响力。

在撰写学术论文时，引言部分至关重要。它不仅是文章的开篇，更是整个研究的基石。读者撰写引言时，需确保清晰地描绘研究背景、目的及其深远意义。此外，对已有研究进行综合性评价也是不可或缺的环节。为了使读者更好地掌握引言的撰写技巧，指导讲座可采用实例分析和对比手法，深入剖析如何撰写出既简洁又精准的引言，确保读者在阅读之初就能准确把握论文的主旨和核心价值。

讲座的另一核心内容是方法、结果和讨论部分的写作技巧。这三部分共同构成了学术论文的主体，其中涵盖了研究的设计与实施、实验数据的详细分析，以及基于这些数据的科学发现与结论推断。通过系统的指导和示范，读者可以学会如何以严谨的逻辑和科学的方法，展现其研究过程与成果，进而提升论文在方法论和实证研究方面的可信度和影响力。

最后，讲座还将聚焦于结论部分的总结与展望。结论部分作为论文的收尾，其重要性不言而喻。在这里，读者需要简明扼要地概括研究成果，并对未来的研究方向和可能遇到的问题提出前瞻性的建议。通过针对性的指导，读者可以掌握如何撰写出既合理又富有启发性的结论，使论文不仅具有学术价值，还能为临床实践提供有力指导。

2.科研成果的表达和归纳

在学术写作指导讲座中，首要任务是向读者传授如何精准地阐述复杂的医学研究成果与数据。这意味着需要学习如何以最简洁、最直接的方式呈现实验数据和研究结果，选取适当的措辞来传达研究的核心意义。通过实例分析和案例讨论，读者能够学会如何将繁琐的科学研究转化为易于理解的文字，确保读者的研究更容易被广大读者接受和传播。

读者亦需掌握如何善用图表及数据可视化工具，以提升研究成效的展示效果。讲座将阐述各类图表及数据展示方式，如表格、图形及统计图等。同时，讲座将着重强调图表设计的规范与原则，确保图表的清晰与准确。读者将通过实践操作与案例研究，掌握图表设计及数据可视化的基础技巧，从而进一步提升研究的专业性与影响力。

此外，讲座将重点关注如何正确解读与归纳研究结果。读者需学会从实验数据及研究结果中提炼有价值的信息，明确研究结果与研究假设之间的关系。通过案例分析与实例解读，读者将学会科学解读与归纳的基本原则和方法，确保研究结论既准确可靠，又具备学术价值与应用意义。

讲座总结阶段将提供一系列实用建议与措施，以助力读者提升学术写作能力。建议包括积极参与学术交流与合作、定期参加学术写作培训与研讨会、广泛阅读高水平的学术文献与论文等。通过培养读者的学术写作兴趣与习惯，有助于提高他们的学术写作水平与能力，为医学科研及临床实践提供坚实的学术支持与科学依据。

3.论证和论述的技巧

在学术写作指导讲座中，必须着重强调如何构建坚实而合理的论证框架和逻辑结构。为了确保论文的连贯性和严谨性，读者需要学会如何明确地提出论点和论据，建立紧密的论证关系。通过具体的示范和深入的实例分析，图书馆应帮助读者掌握论证结构的核心要素和构建技巧，以提升其学术论文的逻辑性和可读性。

此外，讲座应着重于如何有效地展示与解析研究结果。读者需掌握如何简洁明了地概括研究成果，详尽阐述实验过程与数据分析方法，并客观评价研究结果的科学性与可靠性。图书馆应通过案例分析与实践操作，引导读者掌握结果展示与解读的实用技巧，以提升学术论文的清晰度与科学价值。

同时，讲座将探讨如何妥善处理学术争议与异议。读者需学会如何公正评估与分析各类学术观点，识别并阐述各观点间的共性与差异，并提出理性见解。通过介绍各类论述技巧与辩论方法，图书馆应助力读者提升在学术辩论与论证中的能力，使其学术论文更具说服力与权威性。

在讲座尾声，可以提出关于加强学术讨论与交流的建议措施。读者可通过参加学术会议、撰写评论性文章、参与学术辩论等方式，提升自身学术影响力与地位，拓展学术交流的广度与深度。

（三）举办医学数据库应用的讲座和培训课程

医学数据库作为获取权威医学信息与研究资料的重要途径，对读者具有至关重要的意义。为了协助读者高效利用这些资源，医院图书馆大力举办各类专题讲座与培训课程。课程内容涵盖常用医学数据库的核心特点与功能、检索与筛选的优化技巧，以及资源管理与应用的实际案例展示。通过实践操作与案例剖析，读者能够深入理解医学数据库的使用要领和操作技巧，从而提高信息检索的效率和准确性。同时，医院图书馆还精心策划学术沙龙和读书分享会等互动活动，促进读者间的学术交流和合作，不断提升读者的学术修养和专业素质。

1.医学数据库特点和功能

在医学数据库应用的讲座中，读者需要深入了解各个数据库的独特之处及其所覆盖的内容。包括了数据库涉及的学科领域、收录的期刊和文献类型，以及数据库的数据更新速度和质量。通过详细介绍和比较这些数据库的特点，帮助读者做出明智的选择，从而快速且准确地获取到所需的医学信息和研究资料。

讲座应着重阐述数据库的基本概况、检索途径、辅助阅读工具、资源获取以及远程访问等方面的内容。读者需熟悉数据库的基本检索技巧、高级检索功能、筛选选项、文献管理功能、引文分析工具以及数据可视化等功能，以便更高效地运用数据库进行文献检索和学术研究。通过详细解析数据库功能并结合实际操作演示，有助于读者全面认识数据库的潜在价值和应用潜力，提升其医学信息素养。

在讲座尾声，可巧妙地融入实战操作与案例分析环节，让读者亲自动手实践并剖析实际案例。通过此类互动体验，读者对各类数据库的认知程度和文献检索技巧将得到提升，进一步增强数据库应用能力和数据分析能力。此外，图书馆应鼓励读者参与数据库的学术社群和讨论板块，以拓展学术视野，增强学术交流与合作的广度和深度。

2.检索和筛选技巧

在医学数据库应用的培训课程中，读者需掌握如何高效进行数据库文献检索的技巧，包括运用逻辑运算符、设定搜索范围、构建检索条件和排序规则等。通过系统化的操作演练和实际案例分析，课程旨在助力读者把握文献检索的关键环节与策略，提升其检索效率和准确性。

课程重点教授如何优化检索策略及关键词选择。读者需学会根据具体研究需求和检索目的，选用恰当的检索词和关键词组合，调整检索范围，精准定位所需文献和数据资源。通过实际操作和案例分析，课程助力读者灵活运用检索策略和关键词选择技巧，提高信息检索的精准度和全面性。

课程强调精准定位所需文献和数据资源的方法。读者需掌握如何利用数据库提供的筛选条件和检索历史记录，快速过滤和筛选检索结果，找到符合研究要求的高质量文献和数据资源。通过实际操作和模拟训练，课程旨在帮助读者掌握精准定位文献和数据资源的技术，提升信息检索和筛选效率及准确性。

课程结尾部分可安排操作演练和实践训练环节。读者可通过实际操作和案例分析，进一步熟悉数据库的检索操作和筛选功能，掌握具体使用技巧和注意事项。同时，针对实际研究项目和课题，课程将指导读者灵活运用所学技能，快速准确地获取所需的医学文献和研究资料。

3.资源利用和管理方法

在医学数据库应用的培训课程中，读者需全面学习并熟练掌握如何高效利用数据库提供的个性化服务和文献管理工具。课程将详尽指导读者进行个人账户及偏好设置，创建和管理个人文献数据库与阅读清单，以及设定文献推送和更新提醒等核心操作。通过严谨的操作步骤和实际案例分析，使读者充分发挥这些工具的优势，使信息管理和资源存储变得高效与便捷。

课程重点教授文献数据库和阅读清单的建立与管理方法。读者需学习如何将检索得到的文献和资料进行严谨的分类、整理和标签归档，构建个人化的学术资源库和阅读清单，并定期进行维护与更新。通过实践操作与案例分析，帮助读者建立起科学、合理的文献管理体系，提升学术研究和临床实践中的信息支持能力。

此外，课程还将强调如何运用数据库提供的分析工具和数据导出功能进行深入研究和学术探索。读者需学习运用数据库的数据可视化工具和分析模块，进行数据图表的展示与解读，以进一步挖掘研究成果并开展学术讨论。通过严谨的操作指导和模拟训练，使读者熟练掌握这些分析工具和数据导出功能，从而提升科研成果的展示水平和学术交流能力。

课程结尾部分可安排操作演练和实践训练环节。读者可通过实际操作和案例分析，进一步熟悉数据库的个性化服务和文献管理工具的使用方式和操作要点，掌握数据库的资源利用和管理方法，提高其学术研究和临床实践的信息支持能力和水平。

第三节　参考咨询服务

一、参考咨询方式与流程

为了满足读者对参考咨询的需求，医院图书馆可以建立多样化的参考咨询服务方式与流程。

（一）建立现场咨询服务点

所谓现场咨询服务点就是医院图书馆在特定的位置设置专门的咨询台或开辟一个咨询区域，并配备专业的参考咨询人员，为读者提供精准、高效参考咨询服务的场地。通过参考咨询服务点的设立，图书馆可以为读者搭建一个面对面交流的平台，方便图书馆工作人员与读者沟通，提高参考咨询服务的质量和效率，满足读者在医、教、研领域的信息需求。

1.设立专门咨询服务点至关重要

通过设立专门的咨询台或咨询区域，读者能够直接与图书馆工作人员进行面对面沟通与交流，从而获取专业的学术参考咨询指导。这种举措不仅为读者提供了更加直观和个性化的服务体验，同时也帮助读者更深入地了解并充分利用图书馆的学术资源。此外，现场咨询服务点的设立有助于医院图书馆与读者之间建立更加紧密的互动关系，加强双方之间的沟通与协作。

2.专业团队确保优质参考咨询服务

医院图书馆应组建一支熟悉医学和图书馆学知识的专业参考咨询团队。他们应精通图书馆各类信息资源的现状及应用技巧，能够迅速、准确地为读者提供高质量的参考咨询服务。同时，咨询团队应具备出色的沟通技巧和服务态度，倾听并理解读者的需求，为他们提供个性化的参考咨询服务。

3.优化咨询环境提升参考服务

图书馆应为现场咨询服务点营造一个舒适的工作环境，配备高效便捷的咨询设施，如舒适的座椅、清晰醒目的指示标志以及方便快捷的信息查询终端等，确保读者享受到愉悦的咨询体验和优质的工作环境。同时，图书馆还需保证充足的学术资源和参考资料，以便现场咨询团队能高效精准地为读者提供所需的学术信息和专业咨询建议。

（二）电话咨询、电子邮件咨询和在线咨询

1.电话咨询

电话咨询作为一种重要的参考咨询方式，为读者搭建了一座直接、高效的沟通桥梁，帮助他们迅速解决学术难题和疑惑。通过拨打图书馆咨询电话，读者可以与专业的参考咨询人员建立即时、互动的交流，获取精确的学术信息和全方位参考咨询服务支持。电话咨询不仅突破了时空限制，让读者能够在任何地点、任何时间获取所需的学术咨询服务，而且有效提升了读者解决学术问题的效率，为读者的学术研究和临床实践提供了有力保障。

2.电子邮件咨询

电子邮件咨询是一种灵活便捷的参考咨询方式，通过电子邮件，读者可以随时向图书馆发送咨询问题，获得详尽的参考建议和解决方案。参考咨询服务人员可以读者提供的问题描述和需求，提供专业的学术建议和文献信息推荐，帮助读者获取所需的学术信息和知识资源。通过电子邮件咨询，读者可以充分传达自己的学术需求和问题，参考咨询服务人员也可以提供详尽参考建议和服务支持，实现学术咨询服务的全面覆盖和高效运作。

3.在线咨询

在线咨询平台是一种高效便捷的参考咨询方式，其依托网络平台，读者能够随时向图书馆提交咨询问题，获取专业的参考咨询服务。该平台可以提供实时的文字和语音交流，促进读者与参考咨询服务人员之间的沟通与互动，有效解决学术问题，提供了丰富的学术

资源。通过在线咨询平台，读者可以轻松获取图书馆的参考咨询服务，提升学术研究和临床实践的效率和质量。该平台实现了学术咨询服务的即时化和便捷化，为读者带来了前所未有的便利。

（三）建立咨询服务预约系统和咨询记录管理系统

1.建立咨询服务预约系统

完善咨询服务预约系统是医院图书馆提升服务效率的关键举措。借助该系统，读者可以提前选定合适的咨询时间，避免排队等待，确保咨询服务的顺畅和高效。预约系统可以让读者更加方便地安排自己的工作日程和学术研究计划，确保在合适的时间和地点获取到所需的参考咨询服务和学术支持。通过预约系统，医院图书馆可以更好地管理和控制咨询服务的流程，提高服务质量，满足读者的期望，实现参考咨询服务的持续优化和提升。

2.建立咨询记录管理系统

咨询记录管理系统对医院图书馆来说，是优化参考咨询信息管理与服务流程的重要工具。该系统能够精确记录读者的咨询细节，包括读者的需求、服务时间以及所提供的专业建议等，为图书馆提供全面的参考数据。此外，通过实时分析系统数据，有助于参考咨询服务人员更好地了解读者的学术需求，及时调整服务策略，提高服务效率和质量，提升图书馆的服务品牌。

二、参考咨询技巧与资源利用

医院图书馆应重视参考咨询馆员的专业素养，提高他们的参考咨询技巧和服务水平。

（一）参考咨询人员应具备良好的沟通能力和服务意识

优秀的沟通能力对于参考咨询人员来说至关重要，它是提供高质量服务的核心要素。参考咨询人员应擅长聆听读者的问题和需求，积极搭建有效的沟通桥梁，确保读者能够自由地表达自己的想法，从中获得切实有效的帮助和指导。为了达到该目标，参考咨询人员需要精确理解读者的咨询目的，深入挖掘其需求背后的核心问题，通过清晰、简练的语言表达出可行的解决方案和建议。通过与读者的深入交流，参考咨询人员能够逐步建立起坚实的信任关系，进一步增强读者对图书馆服务的信任感和满意度，全面提升参考咨询服务的整体质量和效果。

优秀的沟通能力不仅局限于语言表达，更在于积极的互动交流和服务意识。作为参考咨询人员，应主动与读者保持密切联系，深入了解读者的需求和关注点，为读者提供及时、专业的学术建议和信息资源。在此过程中，需要以耐心和关怀为基础，以友好、温和的态度与读者沟通，协助读者消除疑虑，解决问题。通过卓越的服务意识，参考咨询人员能够有效提高读者对图书馆服务的满意度，并赢得良好的服务口碑。

（二）参考咨询人员应具备丰富的医学知识和图书馆学知识

由于医院图书馆的主要服务对象是医疗卫生领域中从事医疗、教学、科研和管理的读者，对于参考咨询人员来说，掌握丰富的医学专业知识，了解当前医学领域的学术发展动态和研究趋势、常见疾病的诊断治疗方案和最新的临床实践结果非常重要。只有具备医学专业素养，才能更好地做好参考咨询服务，这也是医院图书馆区别于其他专业图书馆的工作人员的基本特征，也是医院图书馆工作人员在知识储备上的优势。如果没有医学专业基础，就缺少做好医院图书馆工作的基础，读者的服务质量也必然受到影响。

对于参考咨询人员，图书馆学的相关知识非常重要。图书馆学是深入探索图书馆事业诞生、演变、组织架构、管理方式及其工作规律的学科。对于参考咨询服务馆员，这不仅是一门基础学科，更是他们专业领域的核心知识。无论是传统的图书馆工作模式，还是在现代网络环境下的新型图书馆运营，图书馆学知识都扮演着不可或缺的角色。只有掌握了图书馆学、图书情报学的基本理论和技能，参考咨询人员才能推动图书馆事业的发展，进一步发挥医院图书馆在医疗、教学、科研、管理中的重要作用。

（三）医院图书馆应充分利用各类学术资源和数据库

参考咨询人员必须深入了解医学领域的各类学术数据库和文献检索工具，并熟练掌握图书馆资源的运用，以便为读者提供精准、高效的参考咨询服务。医院图书馆拥有丰富的学术数据库和文献资源，覆盖医学领域的各个专业和研究方向，这为参考咨询人员提供了充足的学术资料和文献信息，满足读者不同层次和需求的学术查询和参考要求。

为确保参考咨询人员能够充分利用这些资源，医院图书馆应提供专业的资源利用培训和指导。通过定期举办数字资源使用培训和资源利用讲座，参考咨询人员可以掌握各类学术数据库和文献检索工具的使用方法和技巧，进而提升他们的信息素养和专业能力。

此外，医院图书馆还应建立学术资源共享平台和知识管理系统，为参考咨询人员提供一个信息交流、资源共享的平台。这不仅有助于促进参考咨询人员之间的合作交流和团队协作，还能提高数字资源的利用率，为读者提供更加专业、全面的参考咨询服务。

第四节　图书馆空间与设施规划

一、医院图书馆的空间布局

医院图书馆的空间布局与设施配置是为了提供高效的学术服务和舒适的学习环境。

（一）图书馆空间布局规划的要点

图书馆在进行空间布局规划时，应重点关注以下三个方面：一是要对读者需求进行调研，二是要明确关键要素，三是要遵循布局原则。

1. 读者需求调研

需求分析法在图书馆空间布局规划中占据举足轻重的地位，全面而深入的需求分析能够将规划升华为富有战略性和前瞻性的决策纲领，避免因需求变动或论证不足导致的规划反复修改。在实际图书馆空间布局规划过程中，以读者需求分析方法为主导，既符合实践需求，又具备充分依据，展现出较高的实用价值。具体包括以下几种方式：

（1）内容分析。针对各类文献，本研究主要运用数学统计手段对其内容进行定量分析，以获取可靠信息。在此基础上，为推动图书馆服务转型，对新空间规划展开探讨，深入剖析战略规划的关键环节，包括馆藏建设、研究支持、空间布局、交流合作等方面，打造开放、活力充沛、创新的新型空间。

（2）案例研究。搜集图书馆空间布局实践的典型案例，通过实地走访、深入分析和细致解剖，研究者们亲自置身于特定空间，以建立真实感受并寻求解决问题的有效方案。成功案例展现出一定的创新精神和示范效应，尤其是重点医院图书馆在空间变革理念、配套家具设备设计、特色空间服务以及人文关怀等方面具备的前沿认知，极具参考和借鉴价值。

（3）调查问卷。采用设问方式提出问题，本问卷分为针对机构和读者的两部分。机构类别涵盖行政科室、临床科室、学生班级以及学会组织等。机构读者主要使用学术研讨室、电子阅览室等空间。读者类型包括医务人员、行政后勤人员、研究生、实习生和见习生等，他们主要利用的场所为阅览空间和小型研讨室等。搜集到的各类读者需求意向将通过问卷调查，作为规划布局空间服务功能的依据。

（4）专家论证。针对图书馆空间改造决策问题，应征求院内专家、业内专家以及建筑设计专家的意见。通过运用充足且有说服力的证据证明相关观点，使得各领域的专家都能参与到空间布局和设计的过程中。在空间布局的各个阶段，定期组织专家论证会议，确保决策的严谨性和可行性。

2.空间布局的关键要素

图书馆空间改造是对既有布局的全面革新，新布局应巧妙结合空间、技术、设备、人员等要素，为图书馆提供多元化服务提供坚实基础。其目标是构建一个既适合读者学习、研究，又便于他们交流、创新的场所，进而提升图书馆的整体服务质量。在规划空间布局时，必须确保既能满足读者的各项需求，又能实现空间资源的高效利用。

（1）核心要素。空间布局方面，应高度重视位置、人流、功能、业务流程、资源和服务等因素。在位置布局上，应注重与读者使用频率的负相关性，即使用频率较高的区域应安排在优越的位置。在人流方面，应将人流量较大的空间设置在交通便利的区域。在功能布局上，应根据空间功能进行动静分区，满足不同读者的需求。在业务流程方面，空间使用需建立完善的申请、预约、管理等制度，确保流程顺畅。在资源布局上，各类资源应根据需求进行合理配置。此外，新型空间应以服务创新为核心要素，提升服务质量，满足读者多元化需求。

（2）设备配置。家具配置：空间相适应的家具设备应明确功能定位，注重灵活性、便利性、舒适性和人性化的布局。技术设备：根据各空间功能需求，提供符合服务要求的技术设备，设备功能以技术先进性和可扩展性为首要考虑因素，以便实现智能化和泛在化服务。

（3）环境氛围。在环境规划上，强调艺术性与人文性的融合，特别是典藏室、阅览室、研讨室等区域，需根据不同主题精心设计软环境配套标识系统。各个部位应配备便捷且清晰的标识，如功能区标识、图书分类标识等，可通过不同色彩来区分各个区域，与空间布局紧密结合。同时，打造绿色生态环境：阅览空间以自然采光为主，书架距离读者适宜，灯光照明合适，饮水设施便利，利用盆栽花草绿植装点并净化空间，营造温馨舒适的绿色生态学习环境。

3. 遵循空间规划布局的原则

图书馆空间改造的根本目标是推动业务转型升级和服务创新，核心理念是以读者为中心。在空间布局方面，应根据服务内容遵循以下基本原则：

（1）便捷性原则：充分考虑各类读者的使用习惯，提升空间利用和服务获取的便捷性。将读者高频使用的空间服务置于靠近读者、易于发现的位置。

（2）交互顺畅原则：将内部业务流程中存在交叉和连续性的相关部门置于较近的距离，以便业务交流。同时，一线馆员的业务工作区应与读者服务区紧密结合，使读者在需要时能第一时间获得服务。

（3）功能最大化原则：空间设计应充分考虑实现多项服务内容，实现空间的多元化和最大化利用。提供一站式服务，尽量减少读者在各个业务区域的流动时间，提升服务体验。

（4）动静分区原则：在设立各类区域时，必须考虑动静因素，将安静的学习区与报告讲座区、研讨交流区、影音播放区等较为嘈杂的空间进行合理分隔，满足不同读者的需求。

（5）多元模块分区原则：空间可根据读者需求快速进行模块组合，即在一个大空间中包含多个小区域，注重开放性、灵活性、自主性和关联性，实现多元服务功能。

（二）图书馆空间布局体系

1. 馆藏区

在医院图书馆的空间改造过程中，首要关注的是馆藏区的布局安排。馆藏布局需全面考虑文献类型及文献利用率，对于利用率较低的文献，应采取密集收藏的方式，而利用率高的文献则应开放供读者使用。根据文献类型，馆藏区可大致划分为中文医学图书阅览区、中文社科图书阅览区、外文医学图书阅览区、外文社科图书阅览区、中文期刊阅览区、外文期刊阅览区以及报纸阅览区等。医院图书馆的馆藏区数量可根据实际情况调整，但需遵循空间紧凑原则。只要便于读者使用且利用率较高，满足读者需求，即可认为布局合理。

2. 自习区

一般而言，医院科教楼会配备专用学生自习室，此举在一定程度上减轻了图书馆的负担。然而，设置职工自习室的医院较少。图书馆的自习区、自修室以及考研自习室仍然是不可或缺的。在自习室资源分配上，应依据各类读者的需求进行设置，以确保为广大读者提供优质的学习环境。自习室应具备安静、独立的思考空间，对于位置分布并无严格要求。

此外，自习室应确保具备充足的自然光线、良好的通风条件、稳定的电力供应及网络接口、舒适的座椅、储物柜以及热水等设施，满足读者学习需求。

3. 阅览区

传统的图书馆阅览室通常包括普通阅览室、专业阅览室和参考研究室等不同类型。在空间改造之后，阅览区应由多个具有特色的阅览空间组成。经典阅览空间的核心功能在于推广经典阅读，图书馆可以利用这些特色空间举办专业经典导读、经典诵读、研讨、读书沙龙以及品读分享等活动。而特色文献阅览空间的设计重点则在于支持嵌入专业学习的阅读活动。

4. 研讨区

图书馆研讨区包括培训教室、协作空间、研修室、语言交流角以及写作指导区。这些空间内部配备了专业文献资源、交互电视、计算机设备、投影仪、电子白板以及传统黑板等设施。这些文献和设备的组合，为研讨区注入了浓厚的学术气息，使其成为进行专业导读、学术研讨、读书分享以及小型会议等活动的理想场所。此外，研讨区还适用于举办新职工的入馆教育、文献信息检索课程教授、数据库操作培训以及专题研讨等信息素养教育活动。

5. 多媒体中心

图书馆的多媒体中心，源于过去的视听室，如今已发展成为图书馆不可或缺的组成部分。在经过改造升级之后，多媒体中心现设有多媒体演讲厅、3D影视厅，以及音乐鉴赏影音风暴、有声朗读、电子阅览室等系列空间。这些空间配备了高清播放设备、交互电视、投影设备、录音设备等先进工具，并藏有世界经典原著影片、科普影片、随书光盘等资源，为读者提供开展影视沙龙、学术研讨等活动之便利。

6. 新技术体验区

新技术体验区是近年来科技发展的产物，涵盖新技术体验空间、创客空间、创客加油站、创客大讲堂、创意研讨区、创意展示区（各医院布局名称或有差异）、慕课微课制作区等。这些区域可配备3D打印机、苹果电脑、Kindle电子书阅读器、小米科技产品、智能家电、投影仪等现代化设备，同时在资源方面配置精选的相关纸本和数字文献资源。新技术体验区旨在为读者提供创意思维训练、实践创新的平台，使读者能通过制作流程将创意变为现实。

7. 珍稀文献区

医院图书馆珍稀文献区涵盖古籍文献库、古籍阅览室、古籍修复室、民国文献室、地域特色文献室、红色文献库以及专家文献库等。这些珍稀文献不仅是医院图书馆深厚文化底蕴的体现，同时也是重要的文化遗产。在空间改造策划中，我们应充分保护、合理开发和有效利用这些珍稀文献资源。其中，古籍文献因其独特的历史价值和文化意义，更应得到重点保护和修复室的专门设立。红色文献作为传承红色基因的关键载体，以其丰富生动的教育意义，承载着深厚的历史与文化底蕴，值得我们高度重视，投入保护、挖掘、研究和传承工作。

8. 成果展示区

成果展示环节是信息交流、经验分享及思维激荡的过程。对图书馆而言，构建成果展示空间至关重要。此类空间主要包括文化展厅、展位、展柜及展板等设施。展示内容涵盖文创产品、课件、网页、模型、音像制品、艺术作品、发明创作等多方面。许多医院的成果展示区与其他部门共享，使用率颇高。

9. 医院文化区

医院文化的核心内涵为医院精神文化，医院的形象、特性及风貌，皆通过医院精神文化建设得以体现。在医院图书馆的空间布局中，应融入医院文化元素，如院训、院歌、院徽、院友事迹等，展示在报告厅、馆内书店、研讨室展厅等文化空间。同时，可设立展示医院特色及文化传承的医院文化特色区域，定期举办主题文化展览、各类典礼和文化活动。通过医院文化区的规划与建设，展示医院的发展历程与学术传承，充分展现医院的精神风貌，提升员工的荣誉感和归属感。

10. 休闲区

所谓休闲区就是读者在非学习时段或自习间隙进行身心调剂与放松的场所。其包括但不限于咖啡厅、食品店、环廊、储物柜区、观赏区以及楼梯转角处等。在图书馆内，可根据实际情况灵活布局，设置舒适的沙发、茶几、荡椅等家具，空间规划得体，环境设计美观，营造宜人的休闲氛围。此处供读者享用咖啡、交流、阅览、休憩等，旨在为读者营造一个轻松愉悦的学习休闲环境，从而提升读者的满意度与黏性。

此划分基于医院图书馆的通用特性和规律，从广泛适用性的角度，将空间区域分类为10个部分。其主要目标是缩小藏书区域的面积，扩大读者服务区域，并将一线业务空间与读者服务空间紧密结合。各区域之间相互补充、互联互通、相互支持，共同构建一种集成资源、知识、服务、技术和文化的一站式综合性空间服务体系。

（三）图书馆布局空间的特点

医院图书馆经历了从以藏书为主→藏借阅合一→以人为本的转变，更加注重人的需求，其功能正在从资源的藏与用转变为知识的交流与创新。具有新型服务空间的图书馆，在工程设计、室内设计、智能照明、空间陈设以及装饰色彩、绿植选择等视觉设计方面，以及在创新服务、活动策划、组织指导、服务技能等业务方面，均体现简约而不失优雅、大气而不失灵动、时尚而不失内涵、个性而不失精准的风格，可以满足各类读者医、教、研活动的需求。

医院图书馆空间布局呈现以下特点：

1. 虚实交融多元并举。新造空间体现了主观与客观结合、实体与虚拟交融、当前与未来相济的愿景，使图书馆的服务手段更加多元，内涵更加丰富，发展形态更具延展性。

2. 嵌入专业、涵育文化。根据医院培养目标和学科建设来组织实施，结合专业特点策划空间功能与布局，将服务功能融入专业建设，同时在拓展空间主体内容的基础上满足其他文化教育需要。

3. 设施智能、舒适便捷。新造空间将设施智能化和设计人性化置于首位，空间设备配置体现先进性和智能化；装修设计美观典雅，配置组合式多功能家具，增强艺术气息和学术研究气氛。

4. 管理科学、规范有序。空间使用的规则齐备，空间利用实行线上预约、免费使用，专业馆员跟踪服务，并实行质量监测与评估。

5. 风格多样、特色突出。图书馆空间改造均围绕设定的主题设计空间环境及服务功能，所打造的空间风格各异，特色鲜明，许多空间颇有独到之处。

二、空间利用与舒适度考量

医院图书馆在进行空间利用和舒适度考量时，应充分考虑读者的学习和工作需求，以提高空间利用率和舒适度。

（一）合理规划空间布局和区域划分

在医院图书馆的空间利用和舒适度考量中，合理规划空间布局和区域划分是至关重要的。

1. 优化通道设置和流线设计

在医院图书馆的设计中，通道布局与流线规划是其重要环节，需充分考虑各功能区域之间的协同关系。读者常需在阅览区、书刊借阅区、多媒体资源区以及参考咨询区之间穿梭，因此，通道的设置应强调这些区域之间的互联互通及流畅性。同时，通道的尺寸及布局应确保满足读者通行的需求，避免出现狭窄拥挤的情况，制约读者活动。此外，通道的设计也应尽量减少转折和弯曲，保持直线性，以便读者能迅速准确地找到所需区域。

通道的宽度和布局设计需充分考虑读者通行需求以及空间利用效率。通道宽度应依据图书馆内部人流量及读者通行需求合理设定，避免过窄导致拥挤和不便利的通行。同时，通道布局应兼顾高峰时段读者通行需求，确保通道宽敞且畅行无阻，便于读者高效进出和移动，提升空间利用效率及服务质量。

通道的设立需充分考虑到紧急情况下的疏散需求，确保读者在面临紧急情况时能够迅速且安全地撤离。设计通道时，务必遵循建筑安全规范与标准，合理规划疏散通道及应急出口，并设置明确的疏散标识与指引，确保读者在紧急情况下能够有序撤离，保障读者人身及财产安全。

通道的规划与设计应兼顾其美观性和舒适性。通道设计不仅要满足读者基本的通行需求，更要营造出有益于学习与工作的良好环境。在设计过程中，可以考虑融入绿植和艺术装饰元素，以此提升通道的美观程度和舒适度，打造宜人的学习空间和工作环境，提升读者的学习和工作体验。

2. 营造有序高效的学习环境

医院图书馆在空间布局和装饰设计方面应给予阅览区充分关注。科学规划阅览区布局，确保各个学习区域空间得以充分利用，同时避免拥挤和混乱现象。挑选符合人体工程学原理的阅读桌椅，为读者营造舒适的学习氛围，缓解长时间学习带来的不适。在桌椅材料选择上，兼顾舒适性与耐用性，为读者提供持久舒适的阅读环境。

优秀的灯光设计对于营造宜人的阅读环境至关重要。在医院图书馆中，应根据阅览区的布局和功能需求，挑选适合的照明设备和灯具。通过适度调节灯光亮度和色温，创造柔和且明亮的阅读空间，以满足读者舒适阅读的需求。此外，充分利用自然光线亦至关重要。通过巧妙的窗帘和窗户布置设计，可以最大限度地引入自然光，为阅览区带来自然温馨的氛围。

医院图书馆应高度重视阅览区环境氛围的营造。我们可以通过植物装点、艺术品展示以及适当播放背景音乐等形式，营造宁静、和谐的学习氛围，为读者打造一个适宜专注学习和研究的空间。同时，适宜的温度和湿度调控也是关键因素，以确保阅览区空气质量与舒适度，为读者提供优质的学习环境。

医院图书馆在规划阅览区时，应当考虑增添相应的基础设施。例如，确保提供充足的插座和充电设备，以便读者能便捷地使用电子设备；设立书架及展示区域，展示医学文献与学术期刊，激发读者的探索与学习兴趣；设立咨询台及自助服务设施，为读者提供学术支持与咨询服务。通过完善这些功能设施，医院图书馆将提升阅览区的功能性与实用性，满足读者多样化的学术需求。

3. 设计便利的书刊借阅区

首先，医院图书馆应重视书刊借阅区的分类和标识系统设计。通过清晰明确的分类标识和标志，帮助读者迅速找到所需资源，提升借阅效率。在设计分类系统时，需充分考虑读者的学科需求和学习习惯，按照学科、专业和研究领域进行划分，使读者能更轻松地浏览和借阅学术文献和专业书刊。

其次，图书馆应营造宜人的阅读空间和借阅环境，为读者带来愉悦的学习体验。合理的座位布局和舒适的阅读区域，结合适宜的光源和空调通风设备，共同构建卓越的学习环境，使读者在轻松愉悦的氛围中深入阅读。

此外，图书馆还需建立便捷的借阅流程和归还机制，以满足读者的需求。通过自助借还系统和线上预约借阅服务，简化借阅过程，节省读者的时间和精力。同时，提供友好的借阅咨询和指导服务，帮助读者充分利用图书馆资源，满足学术需求。

最后，为确保始终为读者提供最新、最全面的学术资源，图书馆需定期更新和整理书刊资源。这包括整理书架、替换陈旧资源以及引进新的学术文献。通过这些措施，图书馆不断丰富借阅区的学术资源，满足读者日益增长的学术需求和研究要求。

（二）注重舒适度的设计和规划

为了优化空间布局并提升阅读体验，医院图书馆需关注读者的学习习惯及行为特点。在规划阅览区域时，应配备符合人体工程学原则的舒适学习座椅和阅读桌椅，减少长时间阅读带来的不适。

1.符合人体工程学原理的舒适学习环境设计

首先，为确保读者能够在医院图书馆享受愉悦的学习体验，图书馆应重视阅览区的座椅设计。图书馆应选购符合人体工程学原理的舒适学习座椅，充分考虑座椅的高度、角度，以及背部和座椅的支撑结构。恰当的座椅高度使读者的双脚能够稳定地置于地面，避免长时间悬空导致的不适。遵循人体自然曲线的座椅角度，有助于读者在长时间学习过程中保持舒适的坐姿，缓解腰椎和颈椎的压力。同时，座椅的背部和支撑结构亦需符合人体工程学原则，降低读者长时间坐姿可能带来的疲劳感和不适。

其次，在舒适的学习座椅之外，阅览区的阅读桌椅设计亦需遵循人体工程学原理。阅读桌椅的高度与角度应与座椅相协调，使学习者能保持正确姿势进行学习与阅读。桌面材质应平整光滑，为学习者提供优良的书写与阅读支撑。此外，桌面的宽度和深度亦需纳入考量，确保学习者能妥善摆放与使用学习工具及资料，同时留有充足空间以维持舒适的学习姿态。

再次，为实现舒适度之优化，医疗机构图书馆应配备恰当的休憩区域及休憩设施。休憩区可配置宜人的沙发或座椅，为读者营造舒适宽松的的环境。在设计此类区域时，须遵循人体工程学原则，确保提供充足的支撑与舒适度，使读者在疲劳时得以放松与休憩。

最后，提供契合人体工程学原理的温馨学习座椅和阅读桌椅，是医院图书馆提升学习成效与舒适度的重要举措。通过兼顾读者长时间学习的需求，为读者营造舒适的学习空间，提升学习效能和学术体验，帮助读者在学术探究中取得优异的成绩。

2.通过合理的灯光照明设计营造明亮舒适的学习氛围

首先，在医院图书馆的灯光照明设计中，必须充分考虑各个功能区域的照明需求。针对阅览区和学术交流区，宜选用柔和且均匀的照明方式，营造宁静舒适的学习环境。可以采用吸顶灯或壁灯等照明设施，确保整个空间内部的照明均匀一致，避免出现过度明亮或昏暗的照明效果，减轻对读者学习体验和效率的影响。

其次，为实现读者在不同阅读和学习场景下的照明需求，可选用具备调节亮度功能的照明设备。这种可调节亮度的灯具能够根据读者的个人偏好与学习习惯，提供适宜的照明强度，使读者在学习过程中保持舒适且专注。同时，还可以根据不同时间段的照明需求调整亮度，例如在白天提供自然明亮的照明，而在夜晚则提供柔和且温馨的灯光，营造一片舒适宜人的学习环境。

此外，在关注功能区域照明设计的同时，图书馆还应着重考虑照明设备的能耗与环保因素。采用节能型灯具及照明系统，既能降低能源消耗、减少能源浪费，又能减轻医院图书馆的运营负担。此外，应优先选用符合环保标准的照明设备，减轻对环境的负面影响，打造绿色、环保的学习空间，提升读者对学术环境的满意度与认同感。

最终，通过精心规划的灯光照明设计，医院图书馆能为读者营造一个明亮、舒适的学习空间，提升读者的学习效能与体验。卓越的照明设计不仅确保了良好的学习条件，还能营造一种温馨、宁静的学术氛围，助力读者在学术研究领域取得更优异的成绩。

3.保障空气流通且温度适宜的空调通风系统设计

首先，在医院图书馆的空间布局中，设计空调通风系统是至关重要的环节。要确保图书馆内部空气流通且温度适宜，为读者创造一个舒适宜人的学习环境，必须妥善配置空调设备和通风系统。在设计时，需充分考虑图书馆的布局和面积，选择适合的空调和通风设备，以保证内部空气流通无阻，避免给读者带来闷热或不适的感觉。精心设计的空调通风系统不仅可以提升图书馆内部的空气质量，还能为读者营造一个清新舒适的学习空间。

其次，定期检修和维护空调设备和通风系统是确保其正常运行和高效工作的关键。通过定期检查和维护，能够及时发现设备故障和隐患，确保设备的正常运转，避免因设备故障而导致学习和工作中断。同时，制订科学合理的保养计划也是必不可少的，包括清洁过滤器、清理排水管道等常规保养工作，以延长设备的使用寿命，提高空调通风系统的工作效率。

再次，针对空调通风系统的能耗与环保性能，图书馆应予以高度重视。在选用空调设备与通风系统时，必须充分考虑其能耗水平与能效比，优先选择节能高效的设备与系统，降低能源消耗，实现节能减排的目标。同时，图书馆须关注空调设备与通风系统的环保性能，选择符合环保标准的设备，减轻对环境的不良影响。通过严格把控能耗与环保因素，实现绿色、环保的空调通风系统设计，为读者提供一个健康、舒适且环保的学习环境。

最后，通过设计保障空气流通和温度适宜的空调通风系统，医院图书馆能为读者营造一个舒适、清新的学习环境，提升阅读者的学习体验与工作效率。优质的空气质量及恰当的温度控制不仅有助于提高阅读者的学习成效，还能确保读者身心健康，提升学术研究成果的品质。

（三）灵活可持续的空间利用和设计

在医院图书馆的空间规划与设计中，应着重考虑空间的高效利用与读者的舒适度。通过实施灵活且可持续的设计方案，确保图书馆的空间布局能够随着医院及学术服务需求的变化而相应调整，确保空间布局与实际需求相匹配。

1.根据需求调整空间布局和功能区域划分

首先，医院图书馆在考虑空间利用和舒适度时，应根据读者的学术服务需求，合理规划空间布局和功能区域划分。应根据读者的学习习惯和需求合理设置阅览区和书刊借阅区，为读者提供安静舒适的学习和借阅环境。同时，根据多媒体资源的需求，合理规划多媒体资源区的空间布局，配备先进的多媒体设备，满足读者对电子资源和多媒体学习工具的需求。

其次，医院图书馆需根据学术服务需求的阶段性变化和规模差异，适时调整空间布局及功能区域划分。随着读者学术需求的演变，可以依据实际情况对各功能区域进行扩大或整合，以保障学术服务质量与效率。此外，应根据医院图书馆的发展规划及学术服务需求，灵活调整学术交流区和参考咨询区的空间布局。

再次，为实现空间利用的灵活性，医院图书馆应根据读者反馈与建议，持续调整及优化空间布局与功能区域划分。图书馆需定期进行读者调研及满意度评估，了解读者学术需求与服务评价，根据反馈意见对空间布局及功能区域划分进行调整，满足读者不断变化的学术服务需求。

医院图书馆可通过调整空间布局和功能区域划分，满足读者在不同阶段和规模下的学术需求变化。空间利用的灵活性可为广大读者提供一个高效便捷的学习和交流环境，推动学术交流与知识分享事业的持续发展。

2.采用环保材料和设备，注重节能环保

首先，医院图书馆在谋划空间可持续发展时，应重视环保材料与设备的应用。在空间设计与装修过程中，宜选用环保的建筑材料与装饰材料，以减少自然资源消耗和降低环境污染。例如，符合环保标准的地板材料、墙面涂料以及家具装饰材料均可纳入考虑，减少有害物质释放，为读者营造一个健康、绿色的学习和工作环境。

其次，医疗机构图书馆应重视节能减排，选用符合能效标准的空调设备和LED照明系统。优化空间内能源利用效率有助于降低能源消耗、减少运营成本并减轻对环境的影响。通过采用节能型设备，保障图书馆舒适环境的同时，实现绿色环保目标。

再次，在采用环保材料和节能设备的基础上，医院图书馆还可利用可再生能源及环保技术，如太阳能和地源热泵等。这些绿色能源及环保技术能有效降低对传统能源的依赖，减轻环境负担，推动图书馆绿色发展的进程。通过引入可再生能源及环保技术，为读者营造一个低能耗、环保的学习和工作环境。

医院图书馆致力于通过运用环保材料及设备，实现节能环保与资源循环利用，为读者营造一个绿色、可持续的学习和工作环境。此举不仅可以提升读者的学术体验与工作效率，还可以促进读者间的学术交流和知识共享。

3.提升空间利用效率和资源利用效率

首先，在医院图书馆的建设和规划过程中，应重视空间布局与功能区域的合理划分。通过科学的空间布局，最大限度地优化每处空间，确保医院图书馆的内部空间得到高效利用。对于阅览区、书刊借阅区以及多媒体资源区等不同功能区域的定位和布局，应进行全面规划，使读者能够便捷地获取所需的学术资源和信息，提高空间和资源的利用效率。

其次，医院图书馆应重视设施与设备的合理配置，提升其使用率和效能。针对多媒体资源区，应精心布局先进的多媒体设备，确保读者能够高效地获取电子资源与多媒体学习工具，提升学习成效及体验。此外，图书馆应适度配置参考咨询区的咨询台与设备，为读者提供便利的咨询交流服务，提高学术支持及问题解决效率。

最后，医院图书馆应通过优化空间利用效率和资源利用效率，为读者提供更加高效、便捷的学习和工作环境。充分利用空间和资源，为读者打造一个高效、便捷的学习和工作环境，提高读者的学术体验和工作效率，促进读者之间的学术交流和知识分享，推动医院图书馆学术服务水平的不断提升。

第六章　医院图书馆的信息技术应用

图书馆是文献信息资源的宝库，是构成社会信息系统的关键一环。图书馆的信息化不仅是社会信息化的必然要求，更是文化进步的象征，反映了人类社会发展的某个重要阶段。自 20 世纪 70 年代起，我国图书馆开始涉足计算机技术，至 20 世纪 90 年代，计算机技术的广泛应用极大地推动了文献信息的整理、传播与利用，促使图书馆迅速迈向现代化与信息化的道路。如今，信息技术的贡献已使图书馆信息化建设达到新的高度。本章将深入探讨图书馆的自动化与信息系统、数字图书馆与电子资源管理等相关内容。

第一节　图书馆自动化与信息系统

一、医院图书馆自动化

（一）医院图书馆自动化的概念

所谓医院图书馆自动化就是以计算机为主体，利用通信技术和高密度存储技术，对图书馆工作的各个环节，如采访、编目、流通阅览、信息检索和图书馆管理等，进行程序控制下的自动化管理，从而提高图书馆的工作效率，减轻工作人员的负担，加速文献的流通速度，为读者提供更多的信息资源。

广义的图书馆自动化系统，涵盖了图书馆所采用的软件系统、硬件系统以及网络平台的综合运用。一个完善的图书馆自动化系统通常包含三大核心部分：图书馆业务自动化、图书馆办公自动化以及数字图书馆建设。

医院图书馆自动化领域涵盖广泛的综合性技术，主要涉及以下几个方面：

1. 数据处理自动化与智能化

对医院图书馆采购、分编、流通、检索、行政事务以及读者行为等数据进行精确统计、深入分析，并以可视化形式展示，有助于提炼运营管理和各类行为模式，以便于实施推送服务、个性化定制等智能化举措。

2. 输入与输出标准化

确保高速数据处理、数据输入与输出，是实现医院图书馆自动化的重要基石。因此，自动化系统设计的各类格式均以标准化为依据，有利于数据应用与资源共享。

3. 业务管理自动化

通过自动控制，将采购、分编、流通、检索服务等环节所涉及的数据进行一次性输入，多次利用，降低医院图书馆内的重复工作，提升工作效率及服务水平。

4. 文献信息数字化

文献信息不再局限于传统的印刷型文献，而是涵盖光盘出版物、网络信息等多种数字化、虚拟化文献信息。

5. 文献信息传播网络化

医院图书馆的文献资源通过网络技术，使得不同地点、不同时段的读者，只需连接至网络中的任意一台联机终端，便可便捷获取各类资源，充分发挥人类文明成果的优势。此外，借助电脑、手机等信息设备，并通过数字图书馆平台，图书馆实现了读者之间的互动连接，拓展了图书馆服务范围。

（二）医院图书馆自动化集成管理系统

通常而言，医院图书馆的计算机应用主要涵盖书目数据自动化和图书馆事务处理两个方面。对医院图书馆工作进行系统分析，可以将图书馆工作这个大系统划分为以下几个基本子系统：文献采访子系统、文献编目子系统、联机检索子系统、流通子系统、连续出版物管理子系统以及图书馆管理信息子系统等。构建能够实现这些子系统功能的计算机集成管理系统，是图书馆自动化的核心内容。广义上讲，图书馆网站、微信公众号等读者服务子系统应被视为图书馆自动化的关键组成部分。

下面详细阐述图书馆集成管理系统各子系统的架构及功能：

1. 文献采访管理子系统

文献采访管理子系统是一种计算机参与的医院图书馆采访事务处理方式。其主要功能包括订购文献业务的处理，例如查重、创建订单文档、打印催书单等；打印文献账目以及生成各种经费使用报告单等。该子系统涵盖订购管理、验收登记、经费管理、赠送交换、统计以及报表生成等多个功能模块。

文献采访管理子系统针对印刷图书、录音带、录像带、电子出版物等处理方式大体一致，依据图书馆的传统做法，可按照文献类型进行分别处理。

2. 文献编目管理子系统

文献编目管理子系统是根据机读目录标准及相关规范构建的，旨在建立医院图书馆中央书目数据库和预编库，为编目过程提供查重、数据输入和卡片输出等功能环境。

3. 流通管理子系统

流通管理子系统的主要职责是处理医院图书馆文献的外借业务。该系统采用条形码和 RFID 电子标签等作为文献与读者的识别标识，利用光笔和 RFID 阅读器等设备，高效便捷地完成借还等流通业务。由于流通管理子系统直接服务于读者，其在医院图书馆中的地位举足轻重。它的运行状况不仅直接反映医院图书馆馆藏建设的质量，读者需求的满足程度，还体现服务质量和管理水平等要素。因此，实现流通业务的计算机化，构建高效稳定的流通管理自动化系统，显得尤为重要。

流通管理子系统涵盖文献流通事务管理、流通管理查询、读者管理以及统计报表生成与打印等功能。

4.联机书目检索子系统

联机书目检索子系统通过读者或工作人员所操作的计算机终端与医院图书馆主机中的书目数据库实现连接，借助一致的读者查询界面，提供功能丰富、技术先进、操作便捷的公共联机查询系统（OPAC），以便于查询整个集成书目数据。工作人员或读者可利用计算机终端访问书目数据库中的书目信息。在检索过程中，根据计算机屏幕上显示的相关提示，可通过文献的题名、作者、分类号、主题词等途径进行检索，同时支持联合检索和逻辑检索。

经过优化升级，联机书目检索子系统现提供高效书目检索查询服务，全面取代了医院图书馆先前使用的笨重且操作不便、查检效率低下且精准度不足的卡片目录或书本式目录。该系统仅需一次性输入目录信息，便能提供多样化的检索途径，同时满足医院图书馆工作人员及广大读者的目录检索需求。整个检索过程方便快捷，查询结果精确无误，极大地提升了医院图书馆的服务效率与读者体验。

5.连续出版物管理子系统

连续出版物管理子系统涵盖从订阅到入藏、流通的整个处理过程的自动化管理。医院图书馆中最主要的连续出版物包括期刊、报纸等。整个流程包括订购、登记、催询、装订、编目、入藏、检索、流通等环节。通常情况下，医院图书馆期刊管理在系统中较为复杂，由于期刊出版周期的变动、刊名的更改，以及增刊、附刊、期刊索引出版等具有不规律性，因此，其管理方式与图书等文献有所不同。

6.参考咨询子系统

医院图书馆参考咨询工作的自动化子系统，旨在为读者提供一种获取信息的方式，通过该系统，读者可了解所需的各种信息资源。参考咨询子系统通过管理工具书库、各类数据库、电子出版物、参考咨询档案库以及互联网资源，来满足读者提出的咨询需求。

二、医院图书馆管理软件与系统

医院图书馆管理软件与系统在信息技术应用中扮演着关键的角色。

（一）医院图书馆管理软件的界面设计和读者体验

医院图书馆管理软件的界面设计应考虑读者的实际需求，注重读者使用体验。界面设计应简洁明了，符合读者操作习惯，便于读者上手熟悉操作。

1.医院图书馆管理软件界面设计原则

医院图书馆管理软件的界面设计应简洁明了，避免界面呈现拥挤和复杂状况，降低读者在使用过程中可能出现的困扰和混淆。通过简洁的界面设计，读者能迅速定位所需功能与信息，进而提升操作效率和满意度。此外，界面设计需凸显主要功能和信息，将次要功能和信息适度隐藏或整合，使读者在操作过程中能便捷地找到所需功能。

界面设计须重视信息的层次性与组织性，对学术资源与信息进行合理分类及组织。通过优化信息层次与组织结构，读者能便捷地获取所需资料与文献，提高学术资源的利用效率。此外，界面设计应提供明确清晰的导航和分类标签，帮助读者在界面上迅速定位所需学术资源与信息。

界面设计应充分考虑读者的操作习惯和心理预期，确保操作流程简洁明了，减轻读者的认知负担和操作难度。通过合理的界面布局和功能设计，读者能迅速掌握图书馆系统的使用方法，降低学习成本。此外，界面设计还需提供明确的操作指导和提示信息，帮助读者更好地理解与应用软件功能。

界面设计须不断进行读者体验测试与优化，从而持续提升界面易用性与读者满意度。通过持续改进读者体验，医院图书馆管理软件的界面设计将更加契合读者实际需求与使用习惯，增强软件的读者依赖度。

2. 界面设计中的交互设计

首先，在设计医院图书馆管理软件时，应着重关注与读者之间的互动与反馈机制。这就要求软件具备敏锐的交互功能，能够迅速响应读者的操作指令，实现与读者的实时互动。巧妙的交互设计能使读者在查阅信息资源时更加便捷，提升图书馆服务的质量。此外，交互设计还应充分考虑到读者的使用习惯，通过符合读者心理预期的交互设计，增强软件的易用性。

其次，界面设计应确保具备适当的操作引导及辅助功能，以便读者能迅速熟悉并掌握软件的各项功能与操作流程。具体包括设定明确易懂的操作指南和提示信息，使读者在应用软件时能够迅速把握操作关键点。此外，界面设计还应提供可靠的帮助文档和在线支持服务，为读者提供全方位的技术支援和解决方案，协助读者解决使用过程中遇到的问题和困难。

再次，界面设计需全面关注读者体验，将读者体验置于设计过程的核心。这包括从读者视角出发，深入思考和分析读者的真实需求和使用场景，从而打造出更符合实际状况和使用习惯的界面及功能模块。在读者体验设计中，需兼顾读者的情感体验和行为习惯，为他们营造一个舒适、便捷、愉悦的操作环境，使读者在使用过程中能感受到高效、智能、友好的软件服务。通过全方位关注读者体验，提升读者对管理软件的满意度和忠诚度。

最后，界面设计需持续进行读者体验测试与优化，以确保所设计的界面切实满足读者的实际需求与操作习惯。通过读者体验测试，发掘并修正界面设计中的问题与不足，使软件界面更加契合读者的使用期望与心理预期，从而提升读者对软件的认可度。

3. 界面设计中的可访问性和个性化定制

首先，在界面设计中，可访问性至关重要，它是确保读者能够快速、便捷地获取所需学术资料和信息资源的关键因素。设计人员需充分考虑到不同读者的特殊需求，如字体大小、颜色以及操作方式和偏好的选择等。因此，设计过程中应提供可灵活调整的字体大小和颜色选项，让读者能够根据自身需求和偏好来定制界面显示效果，确保读者能够以清晰舒适的方式查阅和阅读学术资料。同时，界面设计还必须兼顾读者的视觉和听觉障碍，提供相应的辅助功能和操作提示，保证读者能够无障碍地使用管理软件，顺利获取所需的学术信息资源。

其次，界面设计中融入个性化定制功能，能够显著增强读者对软件的满意度和整体使用感受。这一功能允许读者根据个人工作习惯和使用偏好，自由调整界面布局和功能模块，从而极大提升工作效率和操作便捷性。此外，通过深入分析读者的历史操作和借阅记录，个性化定制功能还能智能推荐与其学术兴趣和研究方向高度匹配的学术资源和信息，从而大幅提高读者对学术资源的利用效率和满意度。这些功能共同增强了软件的实用性和个性化体验，为读者带来更加舒适和高效的工作和学习环境。

最后，界面设计亦需展现卓越的跨平台兼容性，使读者得以在各种设备和平台上流畅地访问并使用管理软件。跨平台兼容性是确保读者能在多变的工作环境和场景下便捷地获取学术资料与信息资源的关键因素。设计师应充分考虑到读者可能使用的多样化设备平台，包括但不限于台式计算机、笔记本电脑、平板电脑和智能手机等。针对不同设备平台的特性和读者操作习惯，设计师需进行精细化的界面优化与适配工作，确保读者在任何场景下都能享受到一致且出色的学术服务体验。

（二）医院图书馆管理软件的检索功能和查询方式

医院图书馆管理软件需要具备强大的检索功能和灵活的查询方式，以满足读者对学术资料的快速检索和查询需求。检索功能应覆盖全面，包括对图书、期刊、论文等各类学术资源的检索和查询，同时还应支持多种检索方式，包括关键词检索、分类检索和高级检索等，满足读者多样化的检索习惯和需求。

1.强大的检索功能保障学术资源的快速获取

首先，医院图书馆管理软件的强大检索功能应建立在完善的文献数据库和索引系统基础上。图书馆应建立全面且准确的文献数据库，涵盖各类学术资源，包括医学图书、期刊、论文、研究报告等，确保所有重要的学术资源都能够被系统有效收录和管理。同时，针对不同类型的学术资源，应建立相应的索引体系，使得读者可以根据自身的信息需求快速定位到所需的学术资源，便捷地进行检索和查找。

其次，一个高效的检索功能必须能够支持多元化的关键词匹配和灵活的模糊查询。为了适应读者不同的信息检索习惯和偏好，管理软件必须提供多样化的关键词匹配方式，如精确匹配、模糊匹配及同义词匹配等，从而全面满足读者在学术资源检索方面的多元化需求。此外，软件还应具备模糊查询功能，允许读者使用模糊或部分关键词进行查询，以提升信息检索的准确性和效率，确保读者能够迅速、准确地获取所需的学术信息资源。

此外，医院图书馆通过构建高效的检索工具和索引机制，可以进一步提升学术服务的效率与质量。此举可以使得读者能够迅速获取精准的信息，高效地利用学术资源和文献，为读者的学术研究和临床实践提供有力支持。不仅如此，强大的检索功能还有助于提高读者的工作效率和满意度，推动学术资源的充分利用和共享，促使医院图书馆的学术服务水平与资源管理能力不断迈向新的高度。

最后，经过不断优化和完善，医院图书馆的检索功能得以显著提升，为读者提供了一个高效且便捷的学术资源获取平台。这一平台能够全面满足读者多样化的学术信息需求，进而推动学术研究和临床实践的不断发展和进步。医院图书馆在确保读者能够快速获取所需学术资源和文献信息的同时，更能够发挥其重要的作用，推动读者间的学术交流和知识分享，为医院整体学术水平的提高和提升贡献重要力量。

2.灵活的查询方式满足读者多样化需求

医院图书馆管理软件的核心功能在于实现高效、便捷的学术信息检索。关键在于关键词查询功能，读者可通过输入关键词或关键词组合，迅速检索和获取所需信息。这种方式灵活且精准，满足读者在学术研究和临床实践中的多样化需求。

此外，管理软件应支持主题分类查询，协助读者根据特定学术主题和领域进行精确检索。通过了解学术资源的整体结构和分类体系，读者可提高信息检索的精准度和准确性，推动学术研究和临床实践向更深层次发展。

同时，作者机构查询功能不可或缺。该功能使读者能根据作者姓名或所属机构进行信息检索，便于查找特定作者的学术论文和研究成果。这不仅有助于了解作者的研究方向和学术贡献，还能为读者的学术研究和临床实践提供有力支持。

为满足复杂查询需求，管理软件应提供高级检索功能，如多条件组合查询、文献筛选和排序等。这些功能助力读者精准筛选所需学术资源和文献信息，提高信息检索的准确性和效率，促进学术研究和临床实践的深入开展。

3.优化检索体验提升学术资源利用效率

医院图书馆管理软件通过构建智能化的检索推荐机制，优化读者的信息检索体验，从而更有效地利用学术资源。该系统利用先进的算法，基于读者的历史检索记录、阅读偏好和借阅行为，为其量身打造个性化的学术资源推荐服务。通过深度学习和数据分析，系统能够精确匹配读者的需求，为其推送相关领域的最新研究成果和权威文献，确保读者能够快速、准确地获取到所需的学术信息。这不仅提高了读者获取学术资源的效率，同时也促进了读者对学术研究和实践应用的深入理解，为读者的专业发展和学术成长奠定了坚实的基础。

其次，通过提供专业的检索指导及操作指南，有助于提升读者对检索功能与查询方法的认识及运用能力。借助详尽的操作指南和使用手册，图书馆可以向读者介绍管理软件的各项功能与操作流程，引导读者如何运用各类检索方式和策略实现精确的信息检索与获取。此外，针对不同学术研究领域和需求特点，图书馆还可提供专业化的检索指导及技巧分享，以协助读者有效地利用管理软件获取相关学术资源和文献资料，提升读者的学术研究及临床实践水平。

最后，图书馆应开发智能化的查询建议和检索提示功能，为读者实时提供查询建议和检索提示。通过智能分析和匹配读者的查询输入，管理软件能够为读者提供相关的查询建议和检索提示，从而协助读者迅速精准地定位和获取所需的学术信息资源。这一功能不仅提升了读者利用学术资源的效率和准确性，还能促进学术研究和临床实践的深度发展，进一步提高读者的学术研究能力和水平。

（三）医院图书馆管理软件的数据统计与分析功能

医院图书馆管理软件的数据统计与分析功能对于图书馆资源管理和服务提升具有重要意义。通过收集和分析读者的借阅行为、学术需求和阅读偏好等数据信息，图书馆可以深入了解读者需求和借阅趋势，为图书馆的资源采购和管理提供有力的决策支持。

1. 数据统计与分析支持资源管理决策

首先，医院图书馆管理软件具备数据统计与分析功能，通过收集并整理读者的借阅行为数据，如借阅频次、数量、时长等，全面分析读者对不同类型学术资源的需求状况。深度挖掘借阅行为数据，精准把握读者在不同学科领域和专业方向上的学术资源需求，为图书馆的藏书采购和更新提供坚实的数据支撑和决策依据。

其次，医院图书馆管理软件的数据统计与分析功能还可以为图书馆管理者提供相关的数据指标和评估报告，帮助其全面了解图书馆的运行状况和服务效能。通过数据统计与分析，可以得出图书馆的借阅量、流通率、使用率等关键数据指标，为图书馆管理者提供全面的数据支持，帮助其准确把握图书馆的服务质量和管理水平，及时发现问题和改进空间，优化服务流程和提升服务质量，提高医院图书馆的整体管理水平和服务水平，满足读者对学术信息的多样化需求。

此外，医院图书馆管理软件的数据统计与分析功能，结合精心制作的数据报表和图表，能够清晰直观地揭示图书馆的各项数据成果和动态变化。这些报表和图表不仅详尽地展示了图书馆的借阅走势、流通概况和使用热点，还助力管理者更深入地理解图书馆的服务运营状况和资源利用情况。这些视觉化的数据为管理者提供了宝贵的决策依据和参考意见，从而优化了图书馆的资源配置和服务布局，有效提升了学术资源的利用率和读者的学术研究效率。

最后，通过充分利用医院图书馆管理软件的数据统计与分析功能，医院图书馆能够持续完善其资源管理决策和服务策略，全面提升图书馆的管理水平和服务质量。这不仅满足了读者对学术信息的多元化需求，更促进了学术研究与临床实践的协同进步和持续发展。

2. 服务评估与质量监控优化学术服务效能

医院图书馆管理软件的数据统计与分析功能，对于评估学术服务的效果和质量，具有不可或缺的作用。该功能通过收集并分析读者对学术服务的评价与反馈，使图书馆能够精准掌握读者的需求与建议，进而对学术服务的实际效果和质量进行全面评估。这些翔实的数据，为图书馆管理者提供了优化改进的方向，帮助图书馆不断完善服务内容，提升读者的满意度和体验感。

同时，该功能也是质量监控的重要工具，使图书馆管理者能够全面把握学术服务的运行状况。通过对学术服务数据的深入分析，管理者能够及时发现服务中的问题，并采取相应的调整和改进措施。通过构建科学、完善的质量监控指标体系，图书馆能够确保服务的稳定性和可持续性，为读者提供更为优质信息服务。

此外，医院图书馆管理软件还能够通过深度挖掘和分析学术服务数据，发现潜在的服务改进空间和机会。这为图书馆提供了优化服务的契机，使其能够更加精准地满足读者的实际需求，提升服务效果。这种持续的服务优化不仅能够提高读者的满意度和学术体验，还能够促进学术资源的高效利用，提升读者的学术研究效率。

综上，通过充分利用医院图书馆管理软件的数据统计与分析功能，医院图书馆能够持续优化学术服务的效能和质量，提高学术资源的利用率和读者的学术研究效率。这不仅能够满足读者对学术信息的多样化需求，还能够为学术研究和临床实践提供有力信息支持，推动学术领域的持续发展。

3. 持续改进与知识传播推动学术研究发展

首先，数据统计与分析让医院图书馆得以洞悉读者的学术研究兴趣和趋势。深入分析读者的学术资源使用情况，可以精准把握不同学科领域和研究方向的读者需求，为图书馆的学术资源采购和更新提供数据支撑。同时，通过追踪和分析读者的学术活动和成果，能实时掌握研究动态，为图书馆制定和优化学术资源服务提供参考。

图书馆通过深入的数据分析，能够为读者提供具有启发性的学术研究参考和指导。通过挖掘学术资源数据，精准总结研究成果，使读者能够洞察学术领域的最新动态，推动其学术探索不断深化。此外，图书馆还应为读者提供科学的研究方法论和实用的指导建议，帮助读者规范研究流程，提升学术研究质量。

再者，医院图书馆通过持续优化学术资源管理和服务策略，推动知识传播和学术研究的发展。优化更新学术资源，满足读者多样化需求，促进知识广泛传播与交流。同时，不断改进学术服务，提升服务质量和效率，满足读者需求，推动学术研究持续进步。

最后，医院图书馆充分利用数据统计与分析功能，持续优化学术资源管理和服务策略，为读者提供全面学术资源支持和研究指导，助力读者学术研究和临床实践不断提升。

三、医院图书馆信息流管理

（一）建立完善的图书馆信息资源目录系统

1. 建立丰富完备的文献目录和资源索引

首先，构建全面丰富的文献目录是医院图书馆信息管理的核心基础。在制定文献目录过程中，医院图书馆需对各类学术资源进行全面的登记和录入，涵盖图书、期刊、论文、研究报告等多种形式的文献资料。确保每一本书籍、每一期期刊及每一份研究报告都能精准纳入目录系统，形成一个丰富、全面的文献资源库。这需要对图书馆资源进行系统整理和分类，建立科学合理的文献分类体系，使各类文献资源得到恰当的归类和编目。

其次，资源索引的构建同样至关重要。在丰富文献目录的基础上，医院图书馆需建立资源索引，整理和编码各类学术资源的关键信息，便于读者依据关键词、作者、主题等多种方式快速准确地查找所需学术资源。创建资源索引需对文献资料进行系统地标引和标注，为每一项资源设立相应的检索标签和索引关键词，确保读者便捷地利用索引系统进行精准检索。同时，图书馆应定期更新和维护资源索引，及时补充和修订索引内容，确保索引系统始终保持最新、最全面的状态。

再次，为确保目录系统的有效性，医院图书馆必须重视资源信息的更新和维护。这要求图书馆建立一套科学的信息更新机制，定期审核和更新图书馆的文献目录和资源索引。新收集的文献资料应及时纳入，而过期或失效的资源信息则应及时剔除。此外，为确保更新信息的准确性和可靠性，图书馆应建立严格的资源更新流程和规范，对每一次更新进行细致入微的审核和验证。

最后，为保证目录系统的持续有效性和准确性，医院图书馆应建立完善的审核和补充机制。包括定期全面审核和检查目录内容，确保其准确性和完整性。图书馆还应积极采纳读者需求和反馈，及时补充新的学术资源信息，持续丰富和完善目录系统内容，确保目录系统权威性和有效性，为读者提供全面、可靠的信息资源支持。

2.确保信息资源的准确录入和更新

首先，制定标准化的信息资源录入规范，涵盖各类资源，确保每一项信息都能按既定流程准确录入。设立严格的审核机制，对录入的信息进行全面细致的审核和验证，保证信息的准确性、完整性和可靠性。清晰的录入流程和审核标准能够显著提升信息录入的准确性和规范性，为后续的信息更新和管理奠定坚实基础。

其次，设定科学合理的信息更新机制，包括定期审核和更新目录系统内容，及时纳入新资源并淘汰过时或无效的信息。确保更新内容可以及时推送给读者，使读者能够掌握最新的学术资源动态，确保读者可以接收到最新、最准确的学术信息资源，满足读者学术研究和临床实践的需求。

再次，建立健全的信息资源质量管理体系，制定评估标准和指标体系，对目录系统中的内容进行定期的质量评估与监测。在发现存在的问题和不足时，迅速采取相应措施进行改进，确保信息质量不断提升。通过建立质量管理流程和反馈机制，提升目录系统信息的质量和准确性，为读者提供可靠的学术资源支持。

最后，结合现代信息技术，采用先进的信息管理软件和系统，提升信息资源管理效率和质量。构建高效、稳定的信息管理平台和系统架构，确保信息资源的顺畅运营。持续关注信息技术的发展，及时更新和升级信息管理系统，提高智能化和科学化水平，为读者提供更为便捷和精准的学术资源信息服务。

3.建立科学有效的分类和编目体系

首先，建立科学有效的分类体系是医院图书馆信息资源管理的基础。图书馆应针对医院不同学科领域和专业方向，建立一套严谨科学的分类体系，将各类学术资源进行精准地分类和编目。这需要充分考虑读者的学术需求和信息检索习惯，将学术资源按照主题、学科、专业领域等进行科学合理的分类，建立清晰明了的分类标准和体系，使读者能够快速准确地定位所需的学术资源和信息资料。

其次，为读者提供多样化的检索方式和途径是确保读者便捷、准确地获取学术信息资源的核心。医院图书馆应设计灵活的检索策略，包括主题、作者、关键词等多种检索方式，以满足不同读者的信息需求。通过构建多样化的检索途径，读者可以根据自身的信息需求选择合适的检索方式，迅速定位到所需的学术资料，提高信息检索的效率和准确性。

再次，持续优化和更新分类体系是确保信息资源科学有效性的重要保障。医院图书馆应定期对分类体系进行评估，并根据读者反馈和实际需求进行相应的调整和改进。同时，应保持对新兴学科分类标准和知识体系的关注，及时将其纳入分类体系，确保资源分类体系的科学性和先进性。

最后，加强分类体系的智能化建设是提高信息资源管理效率的关键。医院图书馆应利用现代信息技术手段，如人工智能和大数据分析等，构建智能化的分类和编目系统，提升分类和检索的智能化水平和效率。通过引入这些先进技术，实现对学术资源的智能化分类和管理，提高信息资源管理的效率和质量，为读者提供更加便捷和精准的学术资源检索服务，助力其学术研究和临床实践的顺利进行。

（二）建立高效的借阅和归还流程

1. 借阅登记流程简化与优化

通过建立便捷的电子借阅登记系统，读者可以通过电子平台快速完成借阅登记，避免了传统纸质登记方式可能出现的烦琐步骤和耗时等问题。此外，采用自助借阅机进行借阅登记也是提高效率的有效手段，读者可以自主完成借阅手续，无需排队等候，节省了大量宝贵的工作时间。

此外，在借阅指引和流程说明方面，医院图书馆应制定清晰明了的借阅规定，包括借阅时间、借阅期限、续借规则等相关信息，帮助读者合理安排借阅计划和时间安排，提高借阅效率和操作便利性。通过简化借阅登记流程并提供清晰的借阅指引，为读者提供更加高效、便捷的借阅体验。

2. 便捷归还渠道与归还箱的设置

除了简化借阅流程，医院图书馆亦应重视资料归还的便捷性，以提升归还效率。为实现这一目标，图书馆可设立简易的归还途径和归还箱，使读者在任何时间、任何地点都能轻松归还图书资料。通过在医院内部合理布局多个归还箱，读者在工作间隙或移动过程中，便能顺手将借阅的图书和资料投入箱内，无需特意前往图书馆进行归还。此举不仅优化了归还流程，还节省了读者的时间与精力。

此外，为确保归还流程的及时性和有效性，医院图书馆可以设置归还渠道的位置明显且易于找到，标注明确的归还指引，提醒读者及时归还借阅的图书和资料。通过提供便捷的归还渠道和归还箱，医院图书馆可以提高读者的归还积极性和归还效率，确保图书馆资源的正常流转和库存管理。

（三）优化信息资源的获取与传递渠道

1.建立多样化的信息获取平台

在构建多元化的信息获取平台时，医院图书馆需注重网站平台和移动应用的读者体验。一个读者友好的网站平台，应设计直观易懂的导航结构，清晰的分类信息，使读者迅速找到所需学术资源。同时，提供高效的检索工具和搜索引擎，支持关键词、作者、题录等检索方式，确保读者能快速准确地定位资料。网站还需具备响应式设计，确保在各种设备上都能流畅访问，满足读者随时随地的学术信息需求。

在移动应用方面，医院图书馆应针对 iOS 和 Android 等主流操作系统开发应用，提供便捷的移动访问方式。应用界面应简洁直观，操作逻辑清晰，便于读者检索、借阅和阅读学术资源。同时，支持离线下载和阅读，让读者在无网络环境下也能浏览已下载资料。此外，应用还应具备个性化设置和推送功能，根据读者偏好和浏览记录推荐相关学术资源，提升信息获取的个性化体验和精准度。

2.优化图书馆网站和数字资源库的读者体验

首先，医院图书馆应优化其网站界面设计，确保其简洁明了且信息结构井然有序。通过直观的导航栏和分类标签，使读者能够快速找到所需信息，减少浏览时间并降低操作复杂性。同时，医院图书馆应重视网站的视觉美感和读者友好性，以符合读者的操作习惯。

其次，为实现读者学术资源检索效率与准确性的提升，医院图书馆应提供智能化搜索与推荐功能。通过构建高效搜索引擎及智能推荐系统，根据读者浏览记录与检索习惯，为其推送相关学术资源与文献资料。此外，医院图书馆可依据读者兴趣偏好及历史搜索记录，为其提供个性化推荐内容，从而提高信息获取的精准性与效率。

最后，医院图书馆应致力于持续更新与维护数字资源库内容，确保资源时效性与丰富性。通过完善的信息资源管理机制，图书馆需定期搜集与整理最新学术文献与资料，以保持数字资源库内容的新鲜与完整。同时，医院图书馆还应关注资源质量筛选及信息准确性核实，确保所提供学术资源具备高度学术权威性与可信度。

3.建立高效的信息传递渠道和服务机制

首先，医院图书馆可以设立定期的信息推送服务，确保读者能够迅速获取到最新的学术资讯和研究动态，从而保持对学术前沿的敏锐度和关注度。为了实现这一目标，图书馆可以构建一个定制化的信息推送系统，该系统能够基于读者的学术兴趣和研究方向，推送相关的学术资讯和研究成果。推送方式可以包括电子邮件、手机短信等，确保读者无论身处何地都能及时获取到最新的学术信息。

其次，为满足读者个性化的学术需求，医院图书馆应提供订阅服务。通过建立一个订阅平台，读者可以根据自己的兴趣和研究方向，选择订阅相关的学术期刊、杂志和研究报告。这样，读者就能确保第一时间获取到最新的学术资料和研究成果。此外，图书馆还可以为读者提供阅读推荐和评析服务，根据读者的阅读历史和偏好，推荐相关学术文献，扩展读者的学术视野。

最后，为不断提升服务质量，医院图书馆需要建立一套完善的反馈机制和客户服务体系。通过在线反馈平台，读者可以对图书馆的服务质量和学术资源进行评价和建议，帮助图书馆不断完善自身。同时，图书馆应组建一支专业的客户服务团队，及时回应读者的咨询和需求，解答读者使用学术资源过程中遇到的问题，为读者提供专业的学术指导和支持。

第二节　数字图书馆与电子资源管理

一、数字图书馆

（一）数字图书馆定义

数字图书馆是一个利用数字技术处理和存储多种图文并茂文献的多媒体制作分布式信息系统。它通过数字技术将各类不同载体、地理位置的信息资源整合在一起，实现跨区域、面向对象的网络查询与传播。这一过程涵盖了信息资源的加工、存储、检索、传输和利用。在更通俗的语境下，数字图书馆可以被视为一个虚拟的、无界限的图书馆，一个在网络环境下共享和扩展的知识网络系统。它不仅规模庞大、分布广泛，还易于使用，不受时间和空间的限制，能够实现跨库无缝链接和智能检索的知识中心。

医院数字图书馆通常重视以下几个方面：首先，它是对传统图书馆结构与功能的传承与深化，不仅继承了传统图书馆的核心价值，还通过技术革新拓展了服务领域。其次，数字图书馆依然具备收集、加工、整理、保存数字化信息以及提供数字信息服务的基本功能，确保了知识的连续性和可访问性。再者，数字图书馆以计算机可处理的数字化形式存储和处理信息，实现了信息的高效管理和利用。此外，数字图书馆的数字化信息收藏范围广泛且深入，远超传统图书馆。它不仅整合了本馆的馆藏资源，还将全球网络上经过筛选、整理的数字化信息资源统一集成在一个平台上，为读者提供了丰富多样的知识来源。同时，数字图书馆更加注重信息内容的深加工和传递，而不仅仅是信息的整体获取，使得信息的使用更为精确和高效。最后，数字图书馆借助互联网等网络手段，为读者提供远程信息服务，实现了信息的广泛、快速、便捷传递，并提供了多样化的信息获取方式，进一步提升了读者体验和服务质量。

（二）数字图书馆的功能、要素与特征

1. 数字图书馆的功能

数字图书馆是医院信息基础的重要的核心组成部分，是医院搜集、整理、存储和传递数字化知识信息的重要设施。

数字图书馆不仅仅是对传统图书馆简单的数字化，它不仅将传统载体的文献进行数字化，如印刷型文献、缩微型文献、视听资料、电影片等，同时还生产和保存新的数字形式的信息。相较于以纸介质为主、相对封闭和注重收藏的传统图书馆，数字图书馆在实质、

内涵和存在方式等多方面均与其存在显著差异。

在技术层面，数字图书馆汇集了计算机技术、网络技术、通信技术、数据库技术以及多媒体技术、流媒体等多种技术，以计算机为主的各种硬件设备作为管理信息资源的基本手段，并配备了一套先进的制作、存储、发布和维护数字化信息资源以及保障数字化信息资源安全的软件系统。数字图书馆所具备的分布式信息资源库群，能够有序化组织和结构化存储信息，通过网络系统有效地连接读者与各个图书馆、信息服务中心和数据库及各类网络信息资源，实现信息资源传递的网络化，使信息存取不受时空限制。

此外，数字图书馆还需借助医院骨干通信网和互联网，提供全方位、多元化和高效能的数字化信息服务。在组织方面，数字图书馆需要进行形象设计和宣传推广，引导读者了解和使用数字图书馆的信息，并协助读者实现对数字图书馆及网络信息资源的访问、查询、检索和利用。

2. 数字图书馆的关键要素

（1）独立的、大规模数字化的馆藏信息资源是数字图书馆的基础，资源涵盖广泛的主题和领域，为读者提供丰富多样的信息选择。

（2）高速、可靠且开放的网络资源对于数字图书馆至关重要，可确保24小时不间断向读者提供电子信息服务。

（3）高效、易用的搜索引擎和浏览器是数字图书馆的核心工具，支持自动分布式信息检索，并能通过网络远程获取全文信息和各种超文本信息，为读者提供快速、准确的信息获取体验。

（4）数字图书馆具备数字化信息资源制作、存储、发布和维护的完整系统和能力，确保信息资源的持续更新和优化，为读者提供最新、最准确的信息内容。

3. 数字图书馆的特征

数字图书馆的基本特征可归纳为信息资源数字化、信息传递网络化、信息利用共享化等。具体内容可进一步阐述如下：

（1）信息资源数字化。采用计算机技术，将各类文献信息资源进行数字化处理，并依托网络平台提供便捷的在线服务。

（2）信息内容多元化。数字图书馆不仅涵盖传统图书馆的藏书，还扩展到档案馆、博物馆等多元信息领域，形成了一个丰富多样的信息集合。

（3）信息传递网络化。在数字化的基础上，数字图书馆借助电子通信手段和计算机网络，将全球各地的数字化信息紧密联结，实现信息的快速传递、利用、开发与共享。

（4）数字技术普及化。利用光盘存储、超媒体技术、数据挖掘等先进技术，数字图书馆能够高效地组织和管理庞大的数据库，为读者提供精准的检索服务。

（5）信息揭示多维化。多角度展示数字化信息，极大提高了信息检索和利用的效率。

（6）知识组织网络化。信息组织形式由传统的线性转变为网状非线性，更加符合现代信息浏览和查询的习惯。

（7）资源存储分布化。数字图书馆是一个分布式的信息资源库群，其有序化的信息组织和结构化的存储方式，配合统一的检索机制，支持跨仓储的高效访问和利用。

（8）信息提供智能化。智能化的功能使数字图书馆能够适应网络环境的要求，成为全球信息网络的核心节点。

（9）信息利用共享化。在版权允许的范围内，数字图书馆充分利用网络条件，组织有效的网上信息访问和查询，推动网上资源的最大化共享和利用。

（10）信息机构虚拟化。随着信息的数字化和虚拟化，信息存储工作由众多信息拥有者分散管理和提供，信息机构进一步虚拟化，读者更多地与计算机网络界面互动，而非实体图书馆。

（11）信息服务分散化。数字图书馆的建设与运作始终围绕读者展开，为读者提供前所未有的便利。读者无需离开办公室或家，只需借助计算机网络，便能轻松访问数字图书馆的丰富资源。在检索过程中，读者遇到任何疑问，图书馆员会提供及时的信息导航服务，解答读者的困惑。这种紧密的合作与互动增强了读者与数字图书馆之间的联系，极大地推动了信息共享的发展。网络环境的优势消除了传统图书馆的开馆时间限制，解决了文献拒借等问题，为读者带来了一个无障碍、高效的信息获取平台。

（12）读者服务个性化。数字图书馆主动为读者提供个性化服务，根据每位读者的独特需求定制信息内容，确保服务的针对性和有效性。

二、电子资源访问与维护

医院图书馆应建立高效便捷的电子资源访问与维护机制，确保读者能够及时、便捷地获取相关电子资源信息。

（一）建立统一的电子资源平台

为确保读者能够便捷地获取相关电子资源信息，医院图书馆首先应建立统一的电子资源平台。该平台应集中存放医院所订阅的各类电子资源，包括电子期刊、数据库、电子书籍等，便于读者进行检索和查阅。建立统一的电子资源平台需要考虑以下几个方面。

1.资源整合与分类

首先，资源整合与分类是建立电子资源平台的核心环节，其有效性直接影响读者获取电子资源的便捷性和准确性。在资源整合方面，医院图书馆应该将不同类型的电子资源，包括电子期刊、数据库、电子书籍等，进行全面整合。这意味着需要从不同来源、不同供应商的电子资源中收集和整合各类数字化内容，确保这些资源能够被统一管理和利用。在分类整合的过程中，医院图书馆可以考虑以下几点：一是，针对医院的专业特点和学科需求，制定相应的资源分类标准。可以根据医学专业的分类体系进行细化，涵盖内科学、外科学、药学、护理学等不同专业领域，以及临床研究、医学教育等相关领域。二是，在资源整合的基础上，建立清晰的分类体系，确保每一类资源都能够被准确归类并纳入相应的检索索引之中。可以采用标准的分类编码体系，如医学主题词表（MeSH）等，为电子资源的归类提供规范化的指导。三是，建立精准的检索索引体系，使读者能够便捷地按照主题、关键词或领域进行检索。可以通过构建丰富的主题词表、关键词标签等方式，提高检索索引的准确性和广泛性，确保读者能够快速定位所需的电子资源信息。

其次，构建明确的分类体系和检索索引，此举不仅便于医务人员依据主题或领域寻找相关资源，同时也有利于电子资源的运用与管理。借助科学且合理的分类体系，医院图书馆能更有效地满足医务人员的信息需求，提升电子资源的运用率和应用效益。此外，通过优化检索索引，可以提高电子资源的检索准确性和全面性，为医务人员的学术探讨和临床实践提供信息保障。

2.信息检索与访问

首先，构建高效便捷的信息检索及访问系统是医院图书馆提供优质服务的基础。为实现此目标，需运用先进的信息技术，搭配多元化的检索手段及工具，为医务人员提供迅速、准确的信息检索与访问体验。在搭建信息检索系统过程中，医院图书馆可参考以下几点建议：

一是，为医务人员提供多样化的检索方式，包括主题检索、关键词检索、作者检索等。同时，可引入基于内容的推荐系统，根据读者的历史检索记录及兴趣偏好推荐相关文献资源，以提升检索的个性化和精准度。二是，采用先进的检索工具和技术，如全文检索、语义检索等，提高检索系统的智能化和精准度。结合数据挖掘及人工智能技术，构建智能化的信息检索系统，帮助医务人员快地获取所需信息资源。

构建高效便捷的信息访问系统是满足医务人员信息需求的关键。为实现此目标，医院图书馆可从以下几个方面着手：首先，搭建开放式信息访问平台，支持各类终端设备接入，如笔记本电脑、平板电脑和手机等。同时，需确保平台的稳定性和安全性，使得医务人员能稳定地获取所需信息资源。其次，重视读者体验，设计简洁明了的信息访问界面，提供清晰的操作指引和提示，助力读者迅速掌握系统操作流程及功能模块。此外，提供在线咨询和技术支持服务，解答读者在访问过程中所遇到的问题和困惑，以提升读者对信息访问系统的满意度及信任度。

通过建立高效便捷的信息检索和访问系统，医院图书馆可以满足医务人员的信息需求，提升文献信息检索和阅览的便捷性，为医务人员的学术研究和临床实践提供可靠的信息资源支持和保障。

3.技术支持与维护服务

首先，构建专业的技术支持团队是确保医院图书馆电子资源平台高效稳定运行的关键。为实现此目标，需组建一支具备高专业素养和过硬技术水平的支持团队，团队成员应拥有丰富的信息技术知识与实践经验，能熟练处理各类技术故障及问题，并能及时提供解决方案和支持服务。在组建技术支持团队过程中，医院图书馆可参考以下几点建议：一是，引进具有相关专业背景和技术技能的专业人员，并为他们提供系统的培训和学习机会，以不断提升其专业水平和技术能力。此外，还可设立技术人员的绩效考核机制，激励他们持续学习和提升自身能力。二是，建立完善的技术支持流程和服务机制，确保对读者提出的问题和需求能及时响应和处理。可以设立专门的技术支持热线和在线咨询平台，方便读者随时随地获取技术支持和解决方案。

其次，电子资源平台的日常维护与管理，构成了技术支持团队重要职责之一。具体内容包括日常监控与巡检，对系统运行状况及性能表现进行定期检查，以及迅速发现并解决系统中产生的问题与潜在隐患。在执行日常维护工作时，技术支持团队可关注以下几个方面：一是，构建系统安全监控机制，强化电子资源平台的安全管理及防护措施，防止系统遭受恶意攻击或信息泄露的风险。定期进行安全漏洞扫描与修复，确保系统稳定且安全。二是，设立定期数据备份机制，对关键系统数据进行定期备份与存储，以防数据丢失或损坏。同时，建立数据恢复机制，确保在系统遭遇故障或意外情况时，能够迅速且有效地恢复数据，减轻损失与影响。

通过建立专业的技术支持团队，医院图书馆可以确保电子资源平台的稳定运行和信息安全，为医务人员提供高效可靠的技术支持与维护服务，促进医院学术交流和临床研究工作的开展。

（二）加强电子资源的维护和更新

为确保医务人员能够及时获取最新的电子资源信息，医院图书馆应加强对电子资源的维护和更新工作。这需要定期更新订阅信息和资源链接，确保电子资源的稳定访问和利用。加强电子资源的维护和更新工作包括以下几个方面。

1. 订阅信息的更新与管理

首先，定期审查是确保电子资源订阅信息更新及管理的重要措施。医院图书馆可制订电子资源审查计划，对现有电子资源订阅信息进行全面、系统的核查，以掌握当前订阅资源的使用和需求状况。通过与医务人员的沟通与反馈，了解其信息需求和学术研究导向，进而有针对性地更新和调整订阅资源的内容及范围，确保订阅内容与医院学术研究和临床实践需求保持一致。

其次，确保订阅内容与时俱进至关重要。医疗机构图书馆可与各大出版商及电子资源提供商保持良好协作，以便第一时间获取最新电子资源订阅及更新信息。通过定期关注和了解相关领域学术研究进展及前沿动态，适时调整和更新订阅内容，确保医务人员能够获取最新的学术信息和研究成果。

最后，订阅服务的持续有效性关键在于合理管理。医院图书馆应构建健全的订阅管理制度，明确订阅服务的管理流程及责任分工，加大对订阅费用的预算和管控力度，确保订阅服务的稳定性和持续性。同时，设立订阅服务的评估机制，定期对订阅服务的质量和效益进行评估与检查，及时发现并解决存在的问题，适时采取相应的优化和改进措施，提升订阅服务的整体质量和水平。

2. 资源链接的检查与维护

首先，定期检查资源链接的有效性是保证电子资源访问与使用的基本要求。医院图书馆可以建立定期的资源链接检查计划，对已有的电子资源链接进行全面系统地检查和筛查，确保链接地址的有效性和稳定性。通过专业的技术团队和系统工具，对链接进行定期自动化检测和手动验证，及时发现和修复存在的链接问题，避免因链接失效或变更而影响医务人员对资源的访问和使用。

其次，构建资源链接维护的管理机制是确保链接稳定性的关键措施。医院图书馆可以构建资源链接的管理数据库，对各类型资源链接实施分类与归档，确保链接信息的实时更新与维护。同时，制定资源链接维护的工作流程与责任分工，明确相关人员的职责范围和工作要求，强化对资源链接的日常管理与维护，提升资源链接的整体稳定性和可靠性。

再次，强化资源链接监控在确保资源访问持续畅通方面具有重要意义。医院图书馆可运用专业链接监控工具与系统软件，对资源链接实施实时监测和追踪，及时发现潜在的链接问题与风险，并进行预警和处置。同时，构建资源链接异常处理机制，对发生的链接异常迅速响应和处理，最大限度降低链接问题对医务人员资源访问与使用的负面影响。

最后，确保定期向医务人员提供资源链接的维护与更新信息，是实现资源访问顺畅的关键途径。医院图书馆可以定期向医务人员发布资源链接的检查与维护成果，通报相关链接的维护信息及操作指南，引导医务人员合理管理与运用这些资源链接，确保他们能够适时、顺畅地访问与使用相关电子资源，为医务人员的学术研究与临床实践提供有力支持。

3.新资源的推荐与引进

医院图书馆作为医务人员获取学术资源的重要平台，应建立有效的资源推荐机制。图书馆应定期评估和筛选前沿电子资源，确保医务人员能够第一时间接触最具学术价值和实用性的内容。为实现这一目标，资源推荐团队的专业性至关重要。该团队需负责评估和分析新出版的电子资源，从中筛选与医院学科紧密相关的优质资源，并及时向医务人员进行推广和介绍。

此外，医院图书馆需积极与各大出版社和电子资源提供商展开合作，引进符合医院学科需求的新资源。通过与供应商建立长期稳定的合作关系，确保及时获取最新的资源信息和产品动态，为医院学科研究和临床工作提供高质量的电子资源支持。

为提高电子资源利用率，医院图书馆应建立新资源推广和培训机制。包括定期举办专题讲座、培训班等活动，向医务人员普及新资源的特点和使用技巧，帮助医务人员能够更快地掌握新资源的使用方法，提高其对新资源的接受度和利用率。

为确保资源服务质量的持续提升，医院图书馆还需建立新资源的评估和反馈机制。这要求图书馆积极收集医务人员的使用反馈和意见建议，通过满意度调查和使用评估来了解医务人员对新资源的真实需求。基于这些反馈，图书馆可以及时调整和改进服务策略，确保新资源服务的贴合度和实用性，更好地满足医务人员的学术研究需求和信息需求。

第七章　医院图书馆的评估与质量管理

伴随着科技进步，文献信息已逐渐成为人类最重要的资源之一。医院图书馆作为这批资源的重要载体，其开发与利用愈发受到广泛关注。然而，关于如何强化医院图书馆的管理及提升工作效率，仍需各方给予充分重视与深入研究。制定医院图书馆工作的评估标准，并进行相关工作评估，已成为加强图书馆管理的重要一环。本章将围绕评估方法与指标、质量管理体系、持续改进与服务优化三部分展开讨论。

第一节　评估方法与指标

一、服务质量评估与标准

医院图书馆应运用多元化的评估手段，如读者调查、专家评定以及数据分析等，构建科学的服务质量评估指标。指标内容涵盖资源充实度、信息精确性、服务反应速度及信息技术支持力度等。

（一）服务质量评估方法

为确保服务质量的评估科学性，医院图书馆可采用多种评估方法，包括读者调研、专家评审和数据分析等。通过多元化的评估手段，全面了解读者在医、教、研方面的信息资源需求，全面监控医院图书馆的服务质量。

1. 读者调研的重要性

读者调研作为评估医院图书馆服务质量的重要手段之一，能够直接获取读者的反馈意见和建议，帮助医院图书馆了解读者需求和关注点，优化服务流程，提升读者满意度。在进行读者调研时，需要充分考虑以下几个关键方面：

（1）针对性问卷设计

针对不同类型的读者，设计具有针对性的问卷调查内容，包括服务满意度、资源利用情况、服务建议等。通过科学合理的问卷设计，准确地了解读者对医院图书馆服务的需求和期待。

（2）深度访谈

除了定量数据外，深度访谈可以帮助了解读者更深层次的需求。通过与部分读者进行深入交流，探究读者对医院图书馆服务的具体体验和感受，了解读者的真实需求，为图书馆提供精准的改进方向。

（3）多样化调研方式

除了传统的问卷调查和深度访谈外，医院图书馆还可以借助现代技术手段，如在线调查、社交媒体调研等，扩大调研范围，增加读者参与度，提高调研的覆盖率和准确性。

2.读者调研的应用

通过读者调研获取的数据和信息可以用于医院图书馆的服务优化和改进：

（1）服务质量提升

根据读者反馈意见，医院图书馆可以针对性地改进服务流程和服务内容，提高服务质量，增强读者满意度。

（2）资源优化配置

根据读者需求和偏好，医院图书馆可以调整数字资源的收集和整理方向，优化资源配置，提供更符合读者需求的学术资源服务。

（3）提升读者体验

通过了解读者体验和感受，医院图书馆可以优化数字化馆藏的展示界面和检索功能，提升读者检索效率和使用体验，增加读者黏性和忠诚度。

通过持续不断地开展读者调研活动，医院图书馆可以更好地了解读者需求和期待，优化服务内容和流程，提升服务质量和读者满意度，实现服务与读者需求的有效对接。

（二）服务质量评估指标体系

医院图书馆服务质量评估的基础在于构建评估指标体系。建立基于读者需求的服务质量评价指标体系是一项兼具科学性和严谨性的任务。在借鉴国内外相关研究成果和评价方法的基础上，本书紧跟图书馆服务评价的最新动向和未来趋势，提出了一套全新的方法和思路。

1.指标及其筛选方法

（1）指标的一般特征

在统计研究方法视角下，本书采用了较为常见的统计指标法。指标，亦称统计指标，是体现总体现象数量特征与属性的称谓。通过特定统计指标，可揭示研究对象的某一特质，阐明一个基本事实。若将若干相关指标整合，构建指标体系，则能从多角度综合反映和阐述复杂现象的诸多特征及其规律性。因此，在运用指标来认识和阐述研究现象特征时，须将反映总体现象的特定概念（质的规定）与具体数值（量的规定）相结合。指标具备如下基本特质：

①数量性

任何一种指标均旨在从数量角度揭示其所涉及对象，构建指标的根本目标在于将复杂的社会现象转化为可衡量、计算和比较的数据、数字或符号。指标对现象的数量反映方式既有直接，也有间接。

②综合性

指标是用于从数量角度展示某一社会现象的整体规模和特征的工具，而非针对个体现象的描述。单独的指标或孤立的数据并无实际意义。指标的应用需置于特定环境之中。因此，指标应具备综合性，能全面反映现象及问题，把握现象的总体状况和基本规律。

③表征性

指标并非现象本身之反映，而是社会活动内在特质与本质属性的外在显现，亦可视为一种表征。以图书馆服务质量为例，其无法直接衡量，需通过读者满意度及服务各项层面作为表征来评估。这种表征性表明，各指标仅能在特定范围内发挥作用，而不能达到绝对准确性。

④具体性

指标应具备明确性和具体性，其本质在于清晰地反映所要衡量的事物。因此，指标的定义应明确无误，所提供的信息应清晰明了，所揭示的对象应确切无疑，以形成对指标对象的深刻理解，避免歧义滋生，词义模糊，导致读者难以领会其意，进而丧失应有的评价功能。

（2）指标筛选的方法和原则

指标筛选过程通常包括初选、检验、简化及优化等环节。从医院图书馆角度出发，初选阶段旨在收集并获取与图书馆服务质量评价相关的所有指标，全面深入地研究和服务质量。在此阶段，指标的设计和选取注重全面性，不过分强调内部联系。检验和筛选环节则关注评价指标与评价目标的一致性，以及验证指标体系建立的科学性，需借助适当的计算和检验方法。简化和优化阶段以指标重要性为基础，通过定性和定量分析，选取适宜规模的指标，构建完整的指标体系。

在进行指标筛选时，我们必须遵循以下基本原则。首先，选取的指标应具有明确的目的性，与服务质量评价不相关的指标则不宜纳入考虑范围。其次，所选指标应尽可能全面地覆盖服务的各个方面，以免出现遗漏，从而导致评价结果产生偏差。最后，所选指标应切实可行且具备可操作性，避免选取那些无法获取数据的指标。这些原则确保了指标筛选的严谨性、稳重性和理性，使评价结果更加准确可靠。

2.指标体系构建的指导思想以及主要功能

（1）指导思想

评价指标体系在评价分析与研究中具有重大价值。借助设计精良的评价指标体系，可以较为客观地衡量、认识和揭示评价对象的基本特质、发展状况、创新水平及所处地位，有助于深入剖析存在的问题，提出针对性的措施，促进工作发展。评价指标体系的完整性、科学性、系统性和严谨性对评价结果具有重大影响，同时也会对决策制定产生作用。

构建图书馆服务质量评价指标体系的总体思路是以读者需求和期望为核心，参照国内外图书馆的优秀实践经验和成果，立足于当前研究型图书馆的发展现状，研制全面体现图书馆服务质量的评价指标，从而构建具有实际操作意义的我国研究型图书馆服务质量评价指标体系。

（2）医院图书馆服务质量评价指标体系的功能

一套完善的医院图书馆服务质量评价指标体系应具备以下关键功能：

①反映功能：评价指标应能反映图书馆服务质量的本质内容，以研究假设为指导，具有较强的选择性和浓缩性。重要且具有代表性的指标应被选用，将复杂的服务质量现象简化为有限的指标。

②监测功能：通过对图书馆服务运行状况的监控、反馈、预警和提醒，增强评价指标的监督和调控能力，有效引导图书馆服务发展方向，及对潜在的不足和薄弱环节及时采取改进措施。

③比较功能：当同一评价指标用于衡量两个或多个图书馆服务质量时，具备比较功能。通过比较，可以反映不同图书馆的服务特点，总结规律，相互借鉴，促进共同发展。

④评价功能：对反映、检测、比较的服务质量评价结果进行评价，解释前因后果，判断得失利弊，以揭示服务质量的本质和差距，为改进工作提供启示。评价功能应为评价指标的核心功能，是其本质属性。

⑤预测和计划功能：基于服务质量评价，对未来图书馆发展趋势进行预先测算，并根据预测结果制定改进图书馆服务的规划和措施，提升服务质量，提高图书馆整体服务水平。

（三）评估指标体系的内容

制定详尽的服务质量评估标准是确保评估工作的科学性和规范性的重要保障。评估指标体系的内容应包括以下几个方面：

1. 资源丰富性：评估图书馆所提供学术资源的种类和数量是否充足多样，能否满足读者的多元化学术需求，以及是否涵盖了不同医学领域的研究成果与最新动态。

2. 信息准确性：评估图书馆提供的信息是否准确无误，包括文献真实性、数据完整性以及信息权威性，确保医务人员能够获取到可信的学术资料与研究成果。

3. 服务响应速度：评估图书馆对读者需求的反应速度与效率，涵盖图书馆工作人员的服务态度与响应速度，图书馆系统的反应速度与稳定性，确保医务人员能够及时获取所需的学术资源信息。

4. 信息技术支持水平：评估图书馆在信息技术方面的支持水平，包括数据库检索系统的易用性与功能完整性，数字资源的存储与管理水平，技术人员的支持与服务水平等，确保医务人员能够便利地利用信息技术获取学术资源信息。

二、服务质量评估指标体系

医院图书馆需要建立科学合理的绩效评估体系，利用数据分析工具对服务质量和工作绩效进行定期评估和分析。这一过程不仅可以帮助医院图书馆了解现有服务存在的问题和不足，还能针对性地制定改进措施和优化策略，提升医院图书馆的服务水平和管理效率。

（一）建立绩效评估体系

医院图书馆需要建立科学严谨的绩效评估体系，明确评估指标和方法。这包括对服务质量、资源利用效率、信息技术支持水平等方面进行量化评估，以便全面了解图书馆的工作表现和服务水平。

1. 服务质量评估

评估医院图书馆的服务质量，包括服务态度、服务效率、信息咨询服务、文献传递服务等方面。通过量化评估这些关键指标，可以确保医院图书馆的服务水平符合读者期望，提高读者满意度。

2. 资源利用效率评估

评估医院图书馆的资源利用效率，包括文献资源利用率、图书借阅率、文献检索效率等方面。通过对这些指标的量化评估，了解医院图书馆资源利用的情况，优化资源配置，提高资源利用效率。

3. 信息技术支持水平评估

评估医院图书馆的信息技术支持水平，包括数字化服务平台的稳定性、信息检索系统的功能完善性、数字资源的获取便捷性等方面。通过量化评估这些指标，确保医院图书馆的信息技术支持水平与时俱进，满足读者对高效信息检索的需求。

（二）数据统计分析的流程

医院图书馆的统计分析流程如下：首先，明确分析目标，确保统计分析具体要解决的问题。其次，收集统计数据，统计分析的基础在于充足的统计资料，否则分析无法进行。接着，对统计资料进行审核。在此基础上，构建数学模型，然后进行分析预测。最后，基于分析结果提出改进策略和建议。采用图书馆自动化管理集成系统的图书馆能够借助系统和子系统自动获取动态数据，并运用统计软件生成统计分析结果，以辅助决策。然而，当前的一个问题是，许多图书馆自动化管理集成系统在设计统计分析功能方面尚不完善。

在大数据时代背景下，图书馆管理系统所积累的运行数据和日志能够为我们提供丰富的分析视角。具体包括以下几个方面：一是，借阅情况分析。这包括每日的借还情况统计、借阅与还书的册数记录、借阅时段的分析、不同类目书籍的借阅情况以及人均借阅量的计算等。通过这些数据，了解读者的借阅习惯和需求。二是，图书价格分析。包括图书经费的详细分析、不同类目书籍的借阅情况与经费占比的对比等。分析结果可以帮助图书馆优化图书采购策略，确保每一分经费都能发挥最大的作用。三是，读者分析。可以分析新增读者的数量、周活跃和月活跃读者的比例、读者的性别占比以及不同性别读者的借阅量情况。分析数据可以帮助图书馆更好地理解读者群体，为读者群体提供更个性化的服务。四是，图书分析。包括对现有图书总量的统计、未被借阅书籍的识别、新书入库的分析以及部分书籍损补情况的记录。分析结果可以帮助图书馆了解图书的流通情况和读者的阅读偏好，为图书的更新和维护提供依据。通过建立精确的分析模型和直观的可视化显示，大数据分析能够实时、准确地反映图书馆的运行状态，克服传统图书馆业务统计的局限性，为图书馆的管理和决策提供了可靠的数据支持。

第二节 质量管理体系

一、质量管理流程与标准

医院图书馆应建立严格规范的质量管理流程和标准，确保服务流程的规范性和标准化。此外，应制定详尽的服务流程手册，明确每项工作任务的负责人及其相应的流程步骤，增强对工作流程的监控和掌控，以提升服务质量的稳定性和连贯性。

（一）标准化工作流程

所谓标准化工作流程（SOP）就是指将某一事件的标准操作步骤和要求以统一的格式描述出来，用于指导和规范日常的工作。医院图书馆标准化工作流程就是将图书馆内每一项服务内容进行细化和量化，明确责任人、工作内容和流程步骤。图书馆的的建立可以有效提升图书馆的服务效率和服务质量，其构建步骤具体如下：

首先，实现服务内容标准化。医院图书馆需对各项服务项目进行精细化管理，明确各项服务的目标、服务形式、服务时间等要素，以确保服务质量和读者满意度。

其次，建立工作流程标准化。医院图书馆应对每项服务的具体内容进行标准化处理，详细说明服务的流程步骤，以便馆员清晰了解每个服务环节的具体要求，保证各项工作有序进行，提高工作效率。

接着，明确人员职责范围和要求。医院图书馆需要明确各岗位的职责，合理划分职责范围，确保各个环节均有专人负责监督与执行，以提升工作效率，保持服务质量。

最后，定期更新和优化流程手册。已建立的服务流程手册需定期进行更新和优化，根据实际工作情况和服务需求进行适时调整和完善。通过不断优化流程手册，保持服务流程的高效性和适应性，持续提升服务质量和读者满意度。

（二）规范化操作指南

所谓规范化操作指南就是一种详细的说明文档，通常用于向读者介绍产品的使用方法和操作流程。图书馆规范化操作指南指的是将图书馆的功能定位、资源概况、开放时间、服务内容等详细说明，帮助读者更好地了解和使用图书馆。操作指南通常以书面的形式出现，也可以配合图片、视频等多媒体形式，更直观、易懂地说明图书馆的使用方法。

通过建立标准化的操作流程和服务规范，可以提高医院图书馆工作的准确性和规范性，降低出错率，确保服务质量的稳定和可靠，其制作步骤具体如下：

首先，明确每项工作任务的具体的操作标准和要求。可以涵盖图书馆资源采编、参考咨询、环境管理、读者培训、资源使用推广等方面的具体操作标准，确保每个服务环节都按照既定标准进行，提高工作的准确性和规范性。

其次，针对每项工作任务制定明确标准化操作流程。此举将有助于确保每个馆员都按照统一的标准进行操作，避免个人主观因素对工作流程的影响，提高工作效率和服务质量的一致性。

再次，加强服务馆员的培训和考核。在制定规范化的操作指南的同时，通过定期的培训和绩效考核，确保馆员熟悉并严格执行操作指南中的要求，提高工作的准确性和规范性，提升服务质量和读者满意度。

最后，定期评估和更新操作指南是确保其有效性和适用性的关键步骤。根据实际工作情况和读者需求，及时调整和完善操作指南，确保其与时俱进并符合实际工作需要，提高医院图书馆服务质量和效率。

二、质量监控与改进机制

质量监控可视为一种反馈控制系统。在医院图书馆服务反馈系统中，定期将实际输出结果与标准相对比，与标准的偏差被反馈给输入，随后进行调整，使图书馆的服务质量保持在一个可接受的范围内。

（一）服务质量监控

1.服务过程控制

为医院图书馆服务系统计划一个有效的控制循环是很困难的，服务具有无形性，需要制定明确的服务质量监控指标体系，来实现服务质量和效率的监控和评估。具体包括以下几个方面：

（1）服务响应速度

读者咨询响应时间是对医院图书馆在应对读者咨询方面的反应速度与效能进行评估的关键参数。通过实时监控与记录读者咨询的提出时刻及获得回应的时刻，有助于衡量图书馆在满足读者需求方面的响应状况，及时识别并解决服务过程中出现的延误与瓶颈问题。

资源获取时间是对读者从提出需求到获得所需资源的过程时效性的关键评估标准，这一指标涵盖了医院图书馆在文献传递、资源定位等环节的效能。通过对读者从申请资源到获取资源所消耗的时间进行监测与评估，可以揭示图书馆服务流程中的制约因素，为提升资源获取效率提供数据依据。

服务需求处理周期是衡量读者从提出需求至服务完成的整体处理时长的关键指标。通过对整体服务处理周期的评估，包括读者需求提出、图书馆响应、资源获取及传递等环节，可以全面掌握服务流程中存在的缺陷与不足，进而制定相应的优化措施，提高服务响应速度及效率。

（2）资源丰富性

藏书规模与品种，是掌握图书馆馆藏书籍数量及种类的关键途径。通过统计和分类图书馆馆藏书籍，可以全面了解医院图书馆馆藏资源的充实程度与多样性，为医务人员提供丰富多样的学术资源选择。

电子资源的覆盖范围对于评估图书馆数字化资源的丰富性至关重要。这涉及对电子资源所覆盖的学科领域和内容类型的深入评估，包括但不限于电子期刊、数据库和电子书籍等。通过全面评估电子资源的覆盖范围，可以确保医院图书馆提供的数字化学术资源既多样化又全面，从而满足广大读者的需求。

期刊和文献的订阅情况是评估医院图书馆学术资源覆盖广度和深度的关键指标。通过评估医院图书馆的期刊和文献订阅情况，包括订阅数量、覆盖范围和更新频率等方面，确保医务人员获取权威、全面的学术期刊和文献资源。

（3）工作效率

图书馆借阅和归还流程的效率是判断图书馆服务质量和工作流程优化程度的关键指标。通过深入分析相关流程的速度和效果，能够全面了解图书馆在书籍流转方面的效率，挖掘图书馆整体运作的流畅性和效能。此举不仅可以提高图书馆图书借阅服务的效率，还能从整体上提升图书馆服务的质量。

数据整理与更新的周期及频率是衡量数据管理工作的时效性与成效的关键因素。具体包括对数据整理与更新周期的评估，以及对数据更新频率的考查，确保图书馆数据管理工作的及时性与有效性，确保医务人员能够获取最新且准确的学术资源信息。

医院图书馆对读者反馈的响应时间是衡量其服务质量和读者满意度的重要指标。通过计算读者反馈处理的时长，可以清晰了解图书馆对读者需求的快速响应和处理效率，该指标充分展示图书馆对读者需求的关注及基于读者需求改进服务质量的决心。

服务提供与使用的同步性加剧了质量监控的复杂性，原因在于服务过程中，馆员与读者保持紧密互动，排除了在服务过程中直接干预以实现观察与需求一致性的可能性。为解决这些服务质量控制难题，可运用统计过程控制技术进行应对。

2.统计过程控制

在医院图书馆服务绩效未能达到预期的情况下，有必要展开调研，揭示问题的根源并制定相应的纠正措施。通常，绩效的波动可能源于随机事件或无明确原因，馆领导需找出服务质量下滑的真正原因，以避免由此产生的不良服务所导致的成本损失。同时，在调整医院图书馆服务系统时，应尽量避免对运行良好的服务系统进行不必要的变化。

在医院图书馆的质量管控过程中，存在两类风险。这两类风险基于受损对象进行命名：当系统运行正常却被视为失控时，产生第一类错误，即图书馆风险；而在系统运行不正常却被判断为正常时，出现第二类错误，即读者风险。

在评估图书馆服务过程绩效时，通常运用控制图这一直观工具来判断过程是否处于可控状态。控制图是一种科学设计的图形，通过对其中心线（CL）、上控制线（UCL）和下控制线（LCL）的测定和记录，实现对过程质量的控制和管理。图中描点序列展示了按时间顺序抽取的样本统计量数值。

构建控制图与确立样本平均值的置信区间具有一定的相似性。通过运用具有代表性的历史数据，确定服务过程绩效指标的平均值和标准差。通常希望未来随机抽取的样本均值能够落在该置信区间内。这些参数随后被用于构建绩效测量平均值的 99.7% 置信区间。若样本均值未落在该区间，可以推断，服务过程发生了变化，真实平均值发生了移动，即服务过程处于失控状态。以下是构建和使用医院图书馆质量控制图的几个步骤。

（1）确定图书馆服务系统绩效的测量方法。

（2）收集代表性的历史数据，用以计算总体平均值和系统绩效测量方差。

（3）确定样本大小，根据总体平均值和方差计算 3 倍标准差的控制限。

（4）将控制图绘制成样本平均值与时间的函数。

（5）标出随机收集的样本平均值，并根据以下方式说明结果：

①过程在控制中（样本平均值落于控制限内）；

②过程失控（样本平均值落于控制限外或连续 7 个点落于平均值一侧），此时需进行服务现状评估，并采取纠正措施和行动结果的检查。

（6）定期更新控制图，并纳入最新数据。

根据绩效测量方式，将控制图分为变量控制图和特性控制图两类。变量控制图记录允许出现小数的测量值，如长度、宽度和时间。特性控制图记录离散的数据，如缺陷数和以百分比表示的错误数。

3.过程失控诊断方法

当医院图书馆的质量控制图揭示服务质量出现过程失控时，迅速识别失控原因并采取有效措施进行质量改进，是确保服务品质稳定的关键所在。针对此问题，常用的分析方法数据收集和分析法、读者调研法、专家评审法、综合分析与决策法，这几种方法能够帮助我们系统地分析问题并找到根本原因，有针对性地实施改进措施。

（1）数据收集和分析法

数据收集是评估医院图书馆服务质量的关键步骤之一。通过系统收集借阅记录、馆藏统计、读者访问数据以及其他相关数据，可以全面了解读者需求和行为模式，为评估服务质量提供客观的依据。收集的数据应涵盖读者使用行为、资源利用情况、服务响应速度等，以全面掌握医院图书馆的工作状况。

数据分析是对收集到的数据进行深入挖掘和分析的过程。通过运用先进的数据分析工具和技术，从海量数据中发掘潜在的规律和趋势。例如，借助数据分析技术，可以洞察读者的喜好与需求特点，进而针对性地调整资源采购和服务策略。此外，数据分析还能帮助医院图书馆识别服务过程中的瓶颈与问题，提出切实可行的改进建议。

数据收集与分析过程务必遵循严谨的方法和流程。构建科学的数据采集机制及数据库管理系统，确保数据精确性和完整性。在此基础上，运用恰当的统计分析技术与模型，对数据进行可靠的定量分析，从而获得客观的评价成果。定期监控与审核数据质量，及时发现数据异常及错误，并采取相应的纠正与修复措施。

数据收集与分析应紧密结合医院图书馆的服务宗旨与发展规划。通过对数据的梳理与分析，医院图书馆能够更为全面地掌握读者需求及服务短板，进而优化资源配置与服务流程，提升服务品质与读者满意度。

（2）读者调研法

读者调研是评估医院图书馆服务质量的重要手段。通过定期开展读者调研活动，读者调研可以帮助医院图书馆深入了解读者的需求和体验，发现存在的问题和不足，并针对性地优化服务流程和资源配置，提升读者满意度和使用体验。

进行读者调研时，需科学严谨地制定调研设计与方法。在制定调研问卷和访谈提纲的过程中，需充分考虑医院图书馆的特定环境与评估目标，明确调研核心内容与重点关注指标，确保调研主题与实际需求高度契合。同时，选择适当的调研手段，包括问卷调查、个别访谈、焦点小组讨论等，以搜集全面且精确的读者反馈信息。

经过深度分析和综合评估，读者调研的结果方得显现。对所收集的读者反馈与建议进行概括和提炼，以揭示读者需求的共性和特性，为后续服务改进和优化提供坚实依据。同时，对读者反馈意见的积极响应，将有助于拉近与读者间的距离，加强医院图书馆与读者之间的互动与沟通。

持续进行读者调研是提升医院图书馆服务品质及读者满意度的长效措施。定期开展读者满意度调查与体验评估活动，保持与读者的紧密互动和沟通，建立优良的读者关系和服务信誉，不断优化服务策略与资源配置，从而提升医院图书馆的整体服务品质及竞争力。

（3）专家评审法

专家评审作为评估医院图书馆服务质量和资源管理水平的至关重要的手段，通过邀请学科领域专家及行业权威人士参与，能够充分借助他们的专业知识和丰富经验，识别服务过程中存在的瑕疵与潜在风险，进而提出针对性的优化建议和改进措施，为医院图书馆的持续发展提供坚实有力的支持与引导。

专家评审的过程需经过精心策划与筹备。在邀请专家参与评审时，务必根据医院图书馆的特定需求与评估目标，选拔具备相关专业背景和丰富经验的专家团队，以确保评审过程的客观性和专业性。同时，制订评审方案与流程，明确评审的核心要点与内容，为专家评审活动提供有力指引和支持。

针对专家评审的结果，有必要进行深入全面的剖析与总结。对评审过程中专家所提出的问题及建议进行整理和概括，挖掘问题的根源及关键所在，为医院图书馆提供针对性的改进措施与优化建议，以实现医疗服务质量与资源管理水平的持续优化和发展。

持续实施专家评审机制对于提升医院图书馆服务品质及增强学术影响力具有重要意义。通过定期邀请专家参与图书馆的评审与评估工作，为医院图书馆的发展提供专业性意见与指导，进而不断优化服务策略与管理机制，提升整体竞争力与服务水平。

（4）综合分析与决策法

综合分析是衡量医院图书馆整体服务质量与工作效率的重要环节。通过对各类评估手段所得结果进行综合分析，能够深入探究医院图书馆当前工作情况及潜在问题，为后续决策提供全面的数据依据与分析支撑。

在进行全面综合分析时，必须确保评估结果具备客观性和全面性。在进行数据分析和综合评估的过程中，需充分关注各类评估手段的权重与重要性，防止因某一种评估手段的结果而导致其他评估成果被忽视，确保综合分析具备全面性和客观性。

制定科学合理的改进措施与优化策略，是综合分析的核心目的。基于综合分析的结果，医院图书馆应根据实际情况与发展需求，制定具体可行的改进措施与优化策略，涉及提升服务质量、优化资源配置、改进工作流程等多个方面，实现医院图书馆整体服务水平与管理效能的持续提高和优化发展。

决策过程需重视实施成果的监控与评估。在制定优化措施与策略之后，医院图书馆应迅速展开实施效果的追踪与监测，评估决策的实际效益与成效。根据实时状况，持续调整与优化决策方案，以确保医院图书馆的服务品质与管理效能得以不断提升。

（二）服务质量改进

1. 对服务过程设计的改进

在图书馆读者服务工作中，服务设计至关重要。许多情况下，馆领导将大部分精力投入到服务业务活动的设计中，因为这种做法较易衡量。然而，若忽视读者服务活动的设计，且服务馆员未经专业培训、职业能力不足，即便服务内容再优质，也无法满足读者的需求。因此，馆领导应充分关注这两个方面的结合，并在服务全过程中持续优化改进。

2. 重视读者的主体性问题

读者的主体性可以从以下几个方面来解释。

第一，在从潜在读者到忠实读者的转化过程中，读者通过需求信息搜寻行为，在对客观信息进行必要分析后主动使用图书馆服务等行为。

第二，在利用图书馆服务的过程中，读者可感受到图书馆在技术品质、功能质量、问题处理能力以及服务满意度等方面的表现。在此基础上，读者拥有选择退出或继续深入体验的自由。

第三，也是至关重要的一环，服务过程中读者与服务馆员之间的互动对于服务进展具有导向作用，这在读者服务活动中尤为明显。由于服务馆员无法提前获知读者可能提出的具体问题和需求，他们经常处于被动状态。一旦疏忽，便可能失去对服务进程的控制。因此，读者的服务体验及感知到的服务质量可能会受到严重影响。

在图书馆读者服务活动中，读者的主体性需求是决定服务质量的关键因素。为了更好地满足这些需求，图书馆需要运用读者关系生命周期理论。通过构建目标读者的基础数据库，深入了解读者在生命周期不同阶段的需求特点，以及图书馆所拥有的营销资源和活动类型对读者的吸引力。基于这些信息，图书馆可以针对性地优化和改进读者服务活动，更好地满足读者的期望，提升整体服务质量。

3. 馆员满意度与服务技能和素质的培养

在读者服务工作中，读者是服务的核心对象，而馆员则是提供这些服务的重要角色。馆员的满意度和忠诚度不仅直接关系到服务的质量，还影响着读者对图书馆的整体印象。

提高馆员的满意度和忠诚度，可以采取以下措施：一是，通过合理的授权，增强馆员的责任心，发挥其专业能力；二是，加强内部服务的支持，提升馆员的工作效率和满意度；三是，明确馆员的职业发展路径，提升馆员的职业认同感；四是，通过有效的现场管理和协调，确保服务流程的顺畅进行。

除了这些提高馆员满意度和忠诚度的措施之外，从提高读者服务质量的角度出发，还有以下几方面需要加强。

（1）强化馆员的人际关系交流能力，包括一般交流能力和局面控制能力等，使馆员在与读者的交互过程中做到游刃有余。

（2）重视服务能力的锻炼与培育，除业务培训外，服务水平的提升更为依赖于馆员实际工作经验的累积。

（3）重视对馆员个性化的关注。鉴于馆员在读者服务活动中存在显著的个性化特点，与馆员的学历、职称、年龄、性别、性格等因素密切相关。部分个性化特质有助于提升读者服务质量，而另一些则可能产生负面影响。因此，管理人员需辨别馆员的不同类型，并在日常培训和工作过程中着重激发有利于服务质量提高的个性特质，同时努力消除不利因素。

（4）服务质量差距的弥补与优化。国内外相关研究均表明，受多种因素影响，图书馆服务的各个环节之间存在诸多差距。弥补这些差距的方式主要有两方面：一方面，依赖于图书馆日常管理工作的不断改进与提升，包括在广泛搜集读者信息的基础上强化服务规范，提高馆领导和馆员对服务过程与服务质量关系的认识，并提供优质的内部服务支持；另一方面，通过读者服务活动中馆员与读者的交互过程来实现差距的消除。

（5）关键时刻的处理与沟通技术。在图书馆服务过程中，关键时刻的处理与沟通技术构成了读者服务活动的核心。为实现高效的服务，服务提供者应遵循以下原则：首先，对图书馆业务进行详细分解，制定相应的图表、模型和文字说明；其次，识别和分析图书馆服务过程的关键时刻，绘制路径图并附带相关说明；接着，针对每一个关键时刻，展开讨论并制定相应的服务技术；最后，开展必要的培训，提升馆员在关键时刻的处理能力。

第三节　持续改进与服务优化

一、反馈收集与持续改进机制

（一）建立快速响应的反馈收集机制

1.设立多种渠道收集读者反馈

设立多种渠道收集读者反馈，包括建立意见箱、在线反馈平台、定期读者满意度调查等，以便读者能够方便地提出意见和建议。同时，确保反馈渠道的畅通和高效运转，提高读者反馈的收集效率和及时性。

首先，为确保满足读者多样化需求，医院图书馆须构建多元化的反馈途径。具体来说，一方面，应在图书馆内读者流通量大的区域设立读者意见箱，并附上明确的指示和说明，以鼓励读者随时分享其意见和建议。另一方面，还需开发一个读者友好的在线反馈平台，收集、整理和分析读者反馈，为相关决策和改进提供有力支持。

　　其次，医院图书馆必须关注反馈渠道的便捷性和时效性。具体来说，图书馆应定期开展读者满意度调研，包括在线问卷和纸质问卷，全面评估图书馆的服务质量、资源充足程度以及工作效率。同时，图书馆应设立专门团队，负责处理和跟进在线平台反馈信息，确保每一条读者反馈都能获得及时有效的回应。

　　最后，医院图书馆应鼓励读者积极参与反馈并通过各种措施优化反馈渠道。图书馆应定期举办读者参与活动，如意见征集、读者座谈会等，以增强与读者的互动。此外，图书馆应根据读者的反馈和建议，不断调整和优化反馈渠道的运作方式，使其更加便捷、高效，进而吸引更多的读者提供真实、有价值的反馈。

　　2.确保反馈渠道的畅通和高效运转

　　首先，应成立专门的反馈收集团队，并明确各成员职责，以确保有足够的人力资源来全面、准确地收集、整理和处理读者的反馈信息。同时，为团队成员提供必要的培训和意识提升课程，提升他们的工作效率和专业能力。此外，还应建立一套完善的运营机制，包括明确的工作流程、责任分工和信息沟通机制，以保障团队成员间的协作与协调，使反馈收集工作得以顺利进行。

　　其次，要实时监控和维护反馈渠道的运作情况。利用先进的监控工具和软件，实时追踪反馈渠道的运作状态，如在线平台的数据统计、意见箱的信息收集等，以便及时发现并解决运作中的问题。同时，对收集的读者反馈进行分类整理，建立标准化的反馈分类体系，为后续的分析和处理提供便利。此外，还要确保及时反馈和回复读者的信息，对重要问题和意见给予及时回应和解决方案，以增强读者的参与感和满意度，进而提升读者对医院图书馆的信任和支持。

　　最后，医院图书馆需要持续优化反馈收集机制。根据读者反馈和运作情况的反馈信息，不断调整和优化反馈渠道的设置和管理及反馈处理流程，以提高反馈收集机制的有效性和读者体验。同时，定期对反馈收集机制进行评估和改进，分析收集效果和运作情况，发现问题并制定改进措施，持续提升反馈收集机制的运作效率和服务质量。

（二）建立反馈处理机制

　　为确保读者反馈得到高效处理及恰当回应，医院图书馆应成立专门负责收集、分类、处理并与读者沟通反馈意见与建议的处理团队。通过构建反馈处理机制，强化与读者之间的沟通互动，提升读者的参与度和满意度。

　　1.确保读者反馈得到及时处理和妥善回复

　　首先，设立专责反馈处理团队。一是，组建一支专业且经验丰富的反馈处理团队，确保成员具备优秀沟通技巧及解决问题的能力，以高效处理读者反馈信息。二是，制定明确的反馈处理流程，涵盖反馈信息搜集、分类、分析及处理等环节，确保各环节高效运作，并保证读者反馈得到及时回应与妥善解答。三是，设定合理的时间限制与处理标准，明确处理团队针对不同类型反馈的处置时限，确保读者反馈在规定时间内得到妥善处理并得到满意解决方案。

其次，优化反馈处理团队的专业素养与效能。一是，为反馈处理团队，提供专业化培训及能力提升机会，使其熟练掌握反馈处理的实效方法和技巧，提升团队整体专业素养与工作效率。二是，强化团队成员间的沟通与协作能力，营造良好的团队合作氛围，确保各成员能高效协同，共同完成读者反馈处理任务。三是，培育团队成员优质服务态度与沟通技巧，使其以友好、耐心、专业的姿态应对读者反馈，从而提高读者满意度与信任度。

再次，建立反馈处理效果评估机制。一是，制定明确的反馈处理效果评估标准，包括读者满意度调查、处理时效评估、问题解决率等方面，定期对反馈处理团队的工作效果进行评估和分析。二是，根据评估结果，及时发现团队工作中存在的问题和不足，制定针对性地改进和完善措施，优化反馈处理流程，提升反馈处理团队的工作质量和效率。

最后，建立读者反馈回访机制。一是，建立读者反馈回访机制，定期回访读者收集其对反馈处理的满意度和建议，了解读者的真实感受和需求，为进一步提高服务质量提供重要参考依据。二是，利用读者反馈回访信息，对反馈处理团队的工作进行进一步优化和调整，不断提升团队的服务水平和读者满意度。

2.加强与读者之间的沟通和互动

首先，建立多样化的沟通渠道。一是，建立在线交流平台，如社交媒体、在线讨论区等，使读者可以方便地与医院图书馆进行互动交流，提出问题和建议。二是，定期组织沟通会议，邀请读者代表参与，就服务质量、资源丰富性和工作效率等方面展开深入交流，了解读者需求和期待。三是，定期向读者发布反馈信息通告，向读者展示反馈处理结果和改进措施的实施情况，增强读者对医院图书馆工作的了解和信任。

其次，建立个性化的沟通方式。一是，针对不同读者的反馈意见，提供个性化的回复和解决方案，使读者感受到医院图书馆对其关注和重视，增强读者的参与感和满意度。二是，根据读者的个性化需求，定制个性化的服务方案，提供针对性的资源推荐和服务支持，满足不同读者的学术需求和期待，提高读者体验和满意度。三是，针对不同读者的反馈意见，定制个性化的反馈回访方式，如电话回访、邮件沟通等，进一步了解读者需求和反馈。

再次，开展互动交流活动。一是，定期组织主题讲座和研讨会，邀请读者参与，调研图书馆服务和资源利用概况，加强与读者间的互动。二是，举办专题活动和展览，邀请读者参与，展示图书馆的资源概况和服务内容，提高读者对医院图书馆的认知度。三是，建立读者交流互动平台，如图书馆线上论坛、图书馆社交平台等，促进读者之间的学术交流和合作。

最后，建立持续改进的沟通机制。一是，建立读者意见征集机制，定期收集读者反馈和建议，为改进和优化图书馆工作提供参考。二是，定期评估沟通效果，分析读者参与度和满意度，发现沟通中存在的问题和不足，制定针对性的改进措施，持续优化沟通互动机制，提高读者满意度和信任度。

二、服务优化策略与措施

（一）加强数字化资源的采集与整理工作

1. 拓展数字化资源覆盖范围

首先，通过与相关学术机构合作，医院图书馆可以建立紧密的合作关系，共享学术资源，拓展数字化资源的覆盖范围。具体包括共同举办学术活动、共享数字化资源、互相借阅馆藏书籍等。这种合作模式可以使医院图书馆融入一个丰富的信息资源网络，满足读者多样化的信息需求。

其次，订阅不同类型的数据库是增强数字化资源覆盖的又一重要途径。医院图书馆应与不同类型的知名数据库平台建立合作关系，确保数字资源能够覆盖临床医学、护理学、医院管理学等相关学科。同时，定期更新数据库资源内容，确保读者能够及时获取到最新的学术研究成果和文献资源。

此外，积极参与学术联盟和学会组织也是拓展数字化资源覆盖范围的关键策略。学术联盟和学会组织内的成员馆可以通过馆际互借或文献传递等方式，实现各成员馆资源的共建与共享。通过整合各成员馆的资源，举众馆之力，提高资源的利用率，最大限度满足读者的需求。

最后，医院图书馆应积极参与学术交流和合作活动，通过参加学术交流会议、研讨会等，与更多学者和专家建立联系，以获取其研究成果和学术资源，从而进一步扩大数字化资源的获取渠道。

2. 提升数字化资源质量与可及性

首先，为了提升数字化资源的质量和可及性，对现有资源进行全面筛选和评估至关重要。医院图书馆应组建专业团队，通过对数字资源的学术价值、覆盖范围、使用的便捷性等进行细致审核和评估，确保为读者提供高质量的数字信息资源。同时，及时更新和维护数字资源内容，确保数字资源的新颖性和时效性，也是提升资源质量和可及性的关键。

其次，优化检索和访问系统是提升数字化资源可及性的重要手段。医院图书馆应引入先进的信息技术和检索工具，简化资源检索和访问流程，提高利用效率和便捷性。通过构建智能检索系统和个性化推荐服务，帮助读者快速、准确地获取所需信息资源，满足读者多样化的信息需求。此外，图书馆还应建立远程访问通道，使读者能够随时随地访问资源，进一步提高资源的可及性和利用率。

此外，为读者提供个性化的资源推荐和服务方案，对于增强数字化资源的可访问性至关重要。医院图书馆应调研了解读者的学术研究方向和多元化的需求，据此为读者打造个性化的资源推荐列表和学术服务方案。此举不仅可以提升资源的匹配度和可访问性，还能帮助读者提升其学术研究效率和成果产出质量。

最后，提升读者对数字化资源的利用能力显得尤为关键，这离不开持续的培训和教育活动。医院图书馆应定期举办数字资源利用技能培训及教育讲座，提高读者的信息素养和资源利用能力。此举不仅可以提升数字资源的利用率，更可以提升读者的学术研究素养。

3.定制化数字化资源服务

首先，为了满足读者的学术需求和研究方向，医院图书馆可以提供精准的资源推荐服务。通过深入了解读者的研究领域和特定需求，为读者制定个性化的资源推荐清单，涵盖相关期刊论文、学术著作、研究报告等，满足读者多元化的信息需求。

其次，提供个性化的资源定制服务对于增强数字化资源服务体验至关重要。医院图书馆可以基于读者的学术偏好和研究特点，为其打造专属的资源定制方案，包括文献搜集、数据分析支持以及学术论文撰写指导等，最大限度的帮助读者获取其所需信息资源。

再次，构建个性化的学术服务平台是提升数字化资源服务个性化体验的关键举措。医院图书馆可以通过搭建个性化的学术服务平台，为读者提供全面的学术服务支持，包括在线学术交流、学术资源定制以及学术研究辅助等功能。

最后，建立完善的定制化服务反馈机制对于提高数字化资源服务满意度至关重要。医院图书馆应定期收集读者对定制化服务的反馈意见和建议，针对性地优化和完善服务方案，以提升服务的针对性和满意度。

（二）医院图书馆服务优化策略

深入探究读者信息需求的动态变化，是为了不断优化信息服务，确保服务质量和效率。通过多元化的视角、精细化的分析和创新性的思路，提供卓越的信息服务，从而精准满足读者的各类信息需求。医院图书馆读者之信息需求满足程度，主要取决于主观因素与客观因素两大部分。就主观因素而言，读者受教育程度及知识水平存在较大差异，较高文化水平的读者具备更精确表达信息需求及掌握相关资源的能力。然而，部分读者因知识储备不足，难以明确自身信息需求，在纷繁的网络信息中寻觅信息更是倍感艰难，从而影响了读者获取信息的流畅性。至于客观因素方面，我国信息化建设虽已取得显著成果，但医院间发展仍存在不平衡现象。加之网络服务费用较高，对普通读者而言，门槛限制犹存。

医院图书馆从业人员的信息素养对信息服务工作的质量至关重要。其专业知识、业务能力和信息处理能力等因素，均直接影响读者将潜在需求转化为实际信息需求的能力。因此，医院图书馆在增强读者信息素养和获取信息能力的同时，必须强化读者培训和宣传教育工作。同时，信息服务人员需借助先进的网络技术，有效整合和优化信息资源，实现服务的网络化，以更好地回应读者的信息需求。

互联网时代下，满足医院图书馆读者信息需求的核心策略在于，在不断完善传统文献信息服务的同时，积极利用网络技术的优势，推动信息服务的网络化进程。具体包括构建并优化网络信息服务的基础设施，以及增强网络化信息资源的开发利用等基础性工作。图书馆应当充分利用其长期以来累积的文献资源优势，对信息资源进行收集、整理、加工和再利用，全面挖掘和利用"实体馆藏资源"与"虚拟馆藏资源"，为读者提供更为高效、精准的信息服务。

1. 引入以读者为中心的理念

为充分开发利用医院图书馆的信息资源，图书馆必须树立"以读者中心"的服务理念，高度关注读者的实际信息需求，并将理念全面贯彻到图书馆的各项工作中。

首先，医院图书馆要强化读者的调研工作。通过线上线下相结合的方式，进行全方位的读者调研与问卷调查，深入探究读者的信息资源需求。针对读者专业背景及兴趣特点，预测其信息需求发展趋势，并据此构建精确的目标读者需求信息库。根据不同学科领域及学历层次的读者需求，提出针对性的假设与预测，挖掘潜在的信息需求点，并主动向读者推荐图书馆各类资源。其次，医院图书馆需要深入研究读者的心理需求。具体包括读者的求新心理、需求心理、求快心理和创造心理等。通过关注读者的心理变化和特点，及时发现读者的新需求，从而开发更符合读者需求的信息服务方案。最后，医院图书馆应以读者为中心开展信息推广，通过信息交流与信息服务充分满足现有读者或潜在读者的信息需求。特别是针对信息获取相对困难的读者，须构建便捷、易达的信息获取途径，提供针对性的精准信息服务，确保他们能够及时有效地获取所需的信息资源。

2. 加强读者信息素养的培养与提升

随着时代的发展，读者的信息获取方式正由传统的"他人服务"模式向更加自主的"自我服务"模式转变。这种转变与读者的信息素养水平密切相关。医院的读者群体构成较为复杂，包括临床医务工作者、行政后勤人员、住院医师、研究生以及见习和实习学生等。由于学历、工作经历等因素的差异，不同读者的信息素养水平呈现参差不齐的态势，在自主获取信息和信息检索技能方面，读者群体仍有待提升。因此，图书馆应当根据不同读者群体的特点，开展多样化的信息检索与利用方法的培训活动，提高读者的信息素养和获取信息的综合能力。

对于拥有较高教育背景的读者，图书馆有必要为他们提供专业的信息检索技术培训。培训内容包括计算机信息检索的基本步骤、数据库内容等核心知识，确保他们真正掌握文献检索的精髓。通过培训，帮助读者根据自身信息需求，制定恰当的检索策略。利用网络"人机对话"的便捷性，读者还可以灵活调整检索策略，使之与所需信息资源高度匹配，高效地获取所需信息，提升获取信息的能力。对于文化水平相对普通的读者，图书馆应开展信息素养的普及性培训。通过系统的网络知识教育，帮助读者补充和调整知识结构，使读者具备基本的获取和辨别信息的能力。无论读者的信息需求或技能水平如何，图书馆都能为他们提供合适的培训和支持。

3. 建立图书馆读者联盟

在信息网络化的大背景下，构建同类型或区域读者联盟，实现信息资源的共享与共建，成为医院图书馆信息资源推广的有效策略。图书馆通过整合读者联盟的力量，不仅可以更快速、全面地把握读者的多元化需求，还能敏锐捕捉读者需求的动态变化，为读者提供更具针对性的文献信息资源服务。为构建读者联盟，图书馆需深化与各方的互动与合作，将读者置于服务核心地位，推动信息服务的全面创新，激发读者的价值认同感，满足读者多样化的信息需求。同时，鉴于医院图书馆经费紧张的现状，通过联盟方式进行资源采购和协同建设，有助于节省资源订购经费，提升资源建设的质量。

4. 加强图书馆信息服务平台的建设

借助"互联网+"医院图书馆服务平台，实现医院图书馆资源跨界整合。一是将平台读者的研究活动与图书馆实体文献存储空间紧密结合，以实现共同提升；二是运用互联网、数据挖掘、云存储等信息技术，整合读者服务平台，例如推出移动图书馆、数字图书馆、云图书馆等创新服务模式，实现"互联网+"背景下图书馆服务方式、内容、水平的创新与发展。此外，通过深入挖掘和分析读者数据，将其与阅读体验紧密结合，为广大读者提供个性化且便捷化的服务，充分发挥医院图书馆在医疗、教学、科研和管理方面的职能。同时，加强信息供应链管理，增进图书馆与读者、图书馆之间的互动，以及读者之间的交流，充分利用信息网络，使信息传递更为顺畅，实现信息的共享和双向传递，提高信息传播效率。例如，医院图书馆可以借助信息服务平台，提供定制化的信息推送服务，通过在线咨询、图书馆网站、微信公众号等方式，鼓励读者反馈信息需求，精准把握读者对图书馆信息资源的需求，以便推送更具针对性的信息。运用数据挖掘技术进行信息内容的深度分析，发现需求、解决问题，并及时总结经验，以问题为导向，深入挖掘和满足个性化的读者信息需求。

信息资源的开发利用在医院图书馆读者服务中占据举足轻重的地位。随着时代的演进，读者的需求日趋多元化，这就要求图书馆在开发信息资源时，必须坚持以读者为中心的服务理念，不断创新服务思路和模式。通过充分利用互联网技术的优势，图书馆可以增强与读者之间的互动，建立起信息的双向传输机制，从而更好地服务于读者和医院。医院图书馆的最终目标是为各类读者群体提供高效、高质量的信息服务，最大限度地满足他们的信息需求。网络环境的崛起，为信息服务工作的推进带来了宝贵的机遇。医院图书馆应紧抓此契机，积极推进网络化与信息化服务的步伐。图书馆应深入了解读者的信息需求，并根据不断变化的需求，灵活调整信息服务策略，最大程度地满足读者的期望。唯有如此，才能坚守正确的信息服务方向，实现信息资源的全面而高效共享，推动医院图书馆的稳健发展。

第八章　医院图书馆的未来发展趋势

随着大数据、人工智能等技术的不断成熟，智能革命悄然兴起，人类社会正步入"智能时代"。在这个网络无所不在的时代背景下，图书馆管理与服务的内容和形式必将发生深刻的变革，并且这种变化的速度将日益加快。本章将围绕医院图书馆的挑战与机遇、信息科技与创新趋势、医院图书馆的未来角色与使命三部分展开讨论。

第一节　医院图书馆的挑战与机遇

一、外部环境对医院图书馆的影响

（一）医院图书馆面临着来自外部环境的多重挑战

医疗技术的快速发展和医学知识的不断更新，使医院图书馆需要及时跟进最新的医学资源和信息，以满足读者的学术需求。同时，社会对医疗信息和医学知识的需求不断增加，医院图书馆需要更加注重服务的多样化和个性化，提供更加精准和专业的信息服务。

1. 医疗技术的快速发展和医学知识的不断更新

读者须时刻关注并掌握最新的医学资源和信息，不断提升自身专业素质及技能水平。为此，医院图书馆应加强与医学研究机构和学术出版机构的协作，及时采购、搜集、整理、推广最新医学文献与研究成果，满足读者文献信息需求。

2. 社会对医疗信息和医学知识的需求不断增加

伴随着医疗行业的迅猛发展和医学知识的持续更新，医院图书馆在服务方面亟待提升精细化与专业化水平。鉴于医院读者在学术探究、临床诊疗及患者照护等方面呈现多元化的需求，医院图书馆需根据不同读者群体的特性，提供定制化的信息服务。既包括为读者提供高品质的学术文献、研究数据及专业知识，也需要结合临床实践需求，提供针对性的解决方案。同时，医院图书馆应强化与临床科室的紧密协作，深入了解临床一线读者的日常办公需求，确保所提供的服务能够满足他们在学术研究与临床实践中的需要，推动医疗服务质量的不断提升。

（二）医院图书馆在数字化转型的背景下面临着信息技术应用的挑战

随着数字化技术的发展，丰富多样的信息获取方式和服务模式随之出现，包括电子书籍、在线数据库和数字化文献等。为了顺应信息化时代的发展需求，医院图书馆必须积极拓展数字化资源，并持续提升数字化服务水平。

1.数字化技术的快速发展带来了新的信息载体和服务形式

随着数字化技术的迅猛发展，新的信息载体及服务模式如电子书籍、在线数据库、数字化文献等不断涌现。这些变化为医院图书馆带来了更为丰富和便捷的信息资源与服务方式，同时也对其提出了更高的要求。医院图书馆需不断扩充数字化资源，提升数字化服务能力，加强数字化资源的采集、整理、管理与推广，满足读者及读者对数字化信息资源的迫切需求。

2.适应信息化时代的发展需求

在信息化时代背景下，医院图书馆需要不断提升信息技术应用水平，加强信息化服务能力，深化信息技术在学术支持和知识服务中的应用。医院图书馆应积极引入先进的信息技术工具和系统，优化图书馆的信息检索和资源获取功能，提高信息技术支持的及时性和准确性，从而提升读者的信息获取效率和信息利用效益。

二、技术发展对医院图书馆的挑战

在科技浪潮的推动下，医院图书馆既面临挑战，亦拥有广阔的机遇。利用人工智能和大数据分析等前沿技术，图书馆的服务效能得以大幅提升，资源分配和检索机制得以优化，从而为读者带来高效、便捷的信息服务体验。这些技术不仅能够帮助图书馆精准捕捉读者需求，实现信息资源的智能推送，还能帮助图书馆在保障信息安全和隐私保护的前提下，进行读者行为分析，提供个性化的服务。

（一）技术发展带来的挑战

1.数据管理与隐私保护

随着技术的飞速发展，医院图书馆正面临着数字化数据管理与保护的双重挑战。在此背景下，建立健全的数据管理体系成为医院图书馆的首要任务。这要求图书馆不仅要确保数据的安全性和可靠性，还要高度重视读者隐私保护，防止读者数据被泄露和滥用。通过上述措施，医院图书馆可以在数字化时代稳健前行，为医院提供高质量的文献信息服务。

2.技术应用与读者体验

技术发展也对医院图书馆的技术应用和读者体验提出了更高要求。医院图书馆需要更新技术设施，提升数字化服务水平，为读者提供更智能化、个性化的学术服务体验。同时，还需注重提升技术人员的专业素养和服务意识，确保技术应用与读者体验的良性互动和提升。

（二）技术发展带来的机遇

1.智能化服务与信息推送

医院图书馆可以借助人工智能和大数据分析技术，实现智能化服务和个性化信息推送。通过对读者行为和偏好的分析，为读者提供精准信息资源服务，满足读者的个性化需求，提高读者满意度和服务质量。

2.数据分析与服务优化

医院图书馆可以借助大数据分析功能，深入挖掘读者需求和服务短板，进一步优化服务流程和资源管理，以此提升服务质量和工作效率。综合评估数据分析结果，医院图书馆可以制定具体有效的改进措施和优化策略，提高整体服务水平和读者满意度。

（三）技术应用与信息安全

医院图书馆可以利用先进的技术手段建立健全的信息管理体系，提升信息安全保障水平，防范信息安全风险和威胁，确保读者数据和信息资源的安全可靠。

1.建立健全的信息管理体系

首先，医院图书馆利用先进的信息技术手段建立了全面的信息管理系统，包括信息采集、整理、存储和检索等多个环节。通过信息管理系统的建设，医院图书馆可以实现对各类信息资源的统一管理和有效利用，提高信息资源的利用率和服务效率，为读者提供更加便捷和高效的学术支持和服务。

其次，医院图书馆在信息管理方面须采取严谨的态度和科学的方法，对收集的信息资源进行系统化、标准化的分类与管理。通过建立统一的信息分类标准和管理规范，确保信息资源的有序存储和精确检索。此举不仅可以提高信息服务的专业性，还可以满足读者多样化的学术需求和信息检索需求。

最后，医院图书馆需不断优化信息管理流程，建立规范的信息管理操作规程和流程标准。通过信息管理流程的优化与规范化，提高信息管理的效率和质量，确保信息资源的安全可靠和高效利用，为读者提供稳定可靠的信息服务支持，提升医院图书馆的信息管理水平和服务品质。

2.信息安全保障措施

首先，医院图书馆建立了完善的信息安全管理体系，定期进行信息安全风险评估和隐患排查，及时发现和解决可能存在的信息安全风险和威胁。通过信息安全风险评估与防范，医院图书馆有效保护了读者数据和信息资源的安全性和可靠性，防止了信息泄露和滥用的风险，保障了读者的信息安全和隐私保护。

其次，医院图书馆应重视信息安全教育的强化与提升，针对各类岗位人员实施针对性的信息安全培训及教育活动。通过加强信息安全意识的培育，提升全体馆员对信息安全风险的认知和防范能力，强化馆员的信息安全责任感及意识，确保信息安全管理工作的有效推进。

最后，医院图书馆应重视信息安全技术设施的更新，采纳前沿的信息安全技术策略与设备，以确保信息管理和服务行为的稳定安全运行。通过信息安全技术设施的更新与优化，提升信息安全防护的实力与效能，增强信息系统的安全性与可靠性，为读者提供精准可靠的信息服务。

3.信息资源共享与安全控制

首先，医院图书馆应构建一个信息资源共享平台，并实施严格的权限管理机制，确保

131

信息的安全共享与可控访问。通过构建该平台并实施权限管理，图书馆可以有效地对不同读者的信息访问权限进行精细化的控制和管理，保障信息的安全共享和合理使用。此举将极大地促进读者之间的信息交流与学术合作，推动医院学术氛围的营造与学科建设的进步。

其次，医院图书馆应加强信息交流安全保护措施，采取加密传输、数据备份和安全传输通道等多种技术手段，保障信息交流过程中数据的安全传输和保护。通过加强信息交流安全保护措施，医院图书馆可以有效防范信息泄露和攻击的风险，确保读者学术交流和合作信息的安全和保密，提高信息交流的安全性和可靠性。

最后，医院图书馆应加强对信息共享平台的监管与管理。通过建立严格的信息共享平台使用规范和管理机制，确保信息共享平台的安全稳定运行，为读者提供了安全可靠的信息共享服务，保障医院图书馆信息资源共享工作的顺利开展。

第二节　信息科技与创新趋势

一、新兴技术对医院图书馆的影响

（一）虚拟现实与增强现实应用

新兴技术如虚拟现实和增强现实为医院图书馆带来了创新的服务手段。通过建立虚拟学术空间和举办在线学术讲座等活动，医院图书馆可以拓展服务形式，提高读者参与度和学术体验感，加强读者的学术交流与合作。

1. 虚拟学术空间的建立

虚拟现实技术的应用为医院图书馆构建虚拟学术空间赋予了全新的契机。借助此项技术，医院图书馆能够创建以学术资源展示与交流互动为核心内容的虚拟环境，为读者带来沉浸式的学术体验及资源获取途径。在这样一个虚拟空间中，读者可参与虚拟学术交流会议、参观虚拟展览、查阅数字化学术资源等，从而丰富学术交流形式，提升学术资源的利用率和互动体验。

2. 在线学术讲座的举办

医院图书馆可运用虚拟现实技术举办在线学术讲座，为读者打造优质学术培训及知识分享平台。借助虚拟现实技术，医院图书馆可以邀请学术专家开展线上讲座，使读者接触最新的学术研究成果与临床实践经验。通过现实与虚拟的互动结合，读者能更直观地吸收学术知识，提升学习效率及质量。

3. 学术交流与合作的促进

虚拟现实和增强现实技术的结合为医院图书馆带来了全新的学术交流与合作方式。通过这些先进技术，医院图书馆能够创建虚拟学术空间，举办在线学术讲座，有效促进读者间的学术交流和合作。此举不仅有助于搭建学术交流的桥梁，还能推动学术合作项目的深入开展，提升医院的学术氛围，实现学术成果的共建共享。

（二）区块链技术在资源管理中的应用

区块链技术的运用为医院图书馆资源管理及知识共享赋予了新的可能。借助区块链技术，医院图书馆有望提升信息共享的安全性和透明度，优化资源管理流程，推动医学知识共建共享及创新应用。

1.信息共享安全性得以提升

区块链技术的分布式存储与加密特性为医院图书馆信息共享提供了更为坚实的保障。通过运用区块链技术，医院图书馆可构建安全的信息共享平台，确保医学知识与学术资源在传输与存储过程中的安全性，防止信息被篡改或窃取，从而维护医学知识产权及学术成果的合法权益。

2.资源管理流程透明度增强

区块链技术的透明性与可追溯性为医院图书馆资源管理提供了高效的管理手段。借助区块链技术，医院图书馆能够实现资源流通与使用情况的实时监控及追踪，提升资源管理透明度与精细化管理水平，优化资源利用效率，降低资源浪费及管理成本。

3.医学知识共建共享创新发展

区块链技术的应用为医学知识共建共享赋予了新的模式。医院图书馆可利用区块链技术打造去中心化的医学知识共享平台，鼓励读者共同参与医学知识的构建与分享，推动医学知识的创新与应用，促进医学研究与学术成果的共建共享，进一步推动医学知识的持续创新与发展。

二、创新服务模式与发展趋势

（一）个性化服务模式的兴起

1.个性化服务的定制化方案

首先，医院图书馆通过开展读者需求调研与分析，深入了解读者的学术需求和偏好。通过问卷调查、访谈交流等方式，医院图书馆了解读者对学术资源和服务的需求和期待，掌握读者的专业领域、学术研究方向以及个人偏好，为制定个性化服务方案提供数据支持和依据。

其次，根据读者需求调研的结果，医院图书馆需制定个性化服务方案，为不同读者群体提供针对性服务内容和服务形式。针对读者们的学术需求和偏好，医院图书馆应精心筛选适宜的学术资源与服务内容，并通过网站、微信小程序、手机端 APP 等途径定期推送，为读者提供个性化文献信息服务，满足他们在学术信息方面的多元化需求。

再次，医院图书馆应定期进行个性化服务效果的评估与分析，并根据评估结果不断调整和完善个性化服务方案。通过收集读者反馈和服务效果评估，深入了解读者对个性化服务方案的满意度及建议，针对读者的反馈和建议，及时优化和调整个性化服务方案，提高服务的针对性和实用性，进一步提升读者的满意度和忠诚度。

最后，医院图书馆通过推广个性化服务模式，加强读者对个性化服务方案的认知和了解，促进个性化服务模式的应用和推广。通过举办学术培训、推广活动等方式，向读者宣传和推介个性化服务模式的优势和特点，鼓励读者积极参与个性化服务，推动医院图书馆个性化服务模式的全面应用和推广。

2.精准匹配的学术资源推荐

首先，医院图书馆应分析读者的学术偏好和信息需求，构建读者学术偏好分析模型。通过深入研究读者的搜索记录、阅读行为、下载偏好等数据，充分挖掘读者的学术兴趣和偏好，形成读者画像和学术偏好模型，为精准匹配学术资源推荐提供数据支持和依据。

其次，医疗机构图书馆应运用智能化推荐算法与个性化推荐系统，将读者学术偏好模型与学术资源数据库进行匹配与优化。通过协同过滤、内容推荐、兴趣导向等算法，为读者提供契合其学术兴趣与需求的学术资源推荐服务，提高推荐系统的智能化水平与匹配精确度。

再次，医院图书馆需定期实施学术资源推荐成效评估与分析，并根据评估结果持续对推荐机制进行优化和完善。通过搜集读者反馈与评估推荐效果，掌握读者对推荐服务的满意度及建议。针对读者反馈意见，及时调整和优化推荐算法与策略，增强推荐服务的针对性和精确性，提高读者满意度和忠诚度。

最后，医院图书馆应不断优化推荐系统的性能及服务种类，拓宽其应用领域与服务边界。通过纳入多元化的学术资源形态和丰厚的学术资源内容，进一步提升推荐系统的服务职能，为广大读者提供更加全面且多样的学术资源推荐服务，满足读者不断增长的学术信息需求和科研期许。

3.增强读者体验的定制化服务

医院图书馆在服务读者时，应着重提供个性化的学术咨询。这要求图书馆能够针对读者的具体需求，提供精准、高效的学术指导。通过建立专业的学术咨询窗口，图书馆可以为读者提供一对一的个性化服务，帮助他们解决在学术研究中遇到的难题，进而提升读者的研究质量和效率。

在信息检索方面，医院图书馆应注重提供个性化的检索服务。这意味着图书馆需要构建智能化的检索系统，优化检索算法和策略，确保读者能够迅速、准确地获取所需文献和信息。通过提供个性化的检索体验，满足读者的信息需求，提升读者的使用满意度。

同时，医院图书馆还应完善定制化的文献传递服务。为了满足读者对文献获取的个性化需求，图书馆需要建立高效的文献传递机制和渠道，确保文献能够迅速、可靠地传递给读者，提升读者的使用体验，增强读者对图书馆的信任。

最后，医院图书馆丰富个性化的学术活动策划，针对不同读者群体的学术需求和兴趣特点，定制化举办学术讲座、学术沙龙、学术培训等活动。通过个性化的活动策划和精心设计，医院图书馆提高了学术活动的针对性和专业性，增强了读者对学术活动的参与度和认同感，提升了读者对医院图书馆服务的满意度和依赖度。

（二）社区化服务的推动

1.学术社区的建设与发展

首先，医院图书馆通过组织丰富多彩的学术活动，如学术讲座、学术研讨会、学术论坛等，为读者提供一个广泛的学术交流平台。不仅有针对性强的学术讲座，还有针对不同学术层次和领域的学术研讨会和学术论坛，丰富了医院学术社区的活动形式和内容。

其次，医院图书馆提供专业化的学术资源支持与服务，为学术社区的成员提供丰富的学术资源和信息支持。通过建立丰富的学术资源库和信息检索平台，医院图书馆为学术社区的成员提供全方位的学术资源获取渠道和信息支持，促进读者之间学术交流与合作的开展。

再次，医院图书馆应通过多样化的策略，强化学术共同体成员之间的知识交流与合作。通过举办学术研讨会和论坛等活动，引导参与者开展学术交流与合作，激发学员的创新潜能及协同合作。此外，医院图书馆还应为学术共同体成员提供合作指导与支持，协助学员更有效地展开交流与合作，推动医院学术研究水平的不断提升与发展。

最后，医院图书馆通过构建学术社群，推动医院学术风气的培育与壮大，传承并发扬医院学术文化。通过举办特色鲜明的学术活动和交流项目，营造积极进取、互助合作的学术氛围，强化学术文化的传承与发展，提升医院学术社群的向心力和影响力。

2.在线讨论平台的运营与管理

首先，医院图书馆通过搭建在线学术讨论区和学术知识分享平台，为读者提供一个便捷的在线交流平台。通过建立专业化的在线学术交流平台，医院图书馆促进读者之间的学术交流与合作，为他们提供一个畅所欲言、共同探讨的学术交流空间。

其次，医院图书馆积极组织各类在线交流活动，如学术讨论会、学术沙龙等，推动读者之间的学术交流与合作。通过举办在线学术交流活动，医院图书馆为读者提供一个展示学术成果、交流学术观点的平台，促进医院学术氛围的建设与发展。

再次，医院图书馆作为在线交流平台的内容管理与优化中枢，通过制定并落实严谨的内容管控策略，提升在线交流平台的信息品质与信誉。为确保平台信息的真实性及专业性，医院图书馆应提供专业级的内容审查与管理服务，巩固其在学术交流领域的权威地位，拓展其影响力。

最后，医院图书馆应不断完善在线交流平台的读者体验和服务水平，通过设计直观易用的操作界面和提供精准的服务推荐，提升读者在平台上的交流体验和服务满意度。此外，医院图书馆应认真倾听读者反馈和建议，持续优化在线交流平台的功能和服务，增强其在学术交流领域的读者满意度和声誉。

3.学术交流活动的丰富多彩

首先，医院图书馆积极组织多样化的学术讲座活动，涵盖医学前沿知识、临床实践经验等多个方面。通过邀请知名专家学者和医学界精英，医院图书馆为读者提供了一个学习与交流的平台，丰富了读者的学术视野，激发了读者的学术热情和创新潜能。

其次，医院图书馆应定期策划并举办丰富多样的学术展览活动，展示医学研究成果及学术成就。通过这些活动，为读者提供了一个了解医学发展动态、掌握前沿科研成果的渠道，丰富了读者的学术知识储备和交流经验。

此外，医院图书馆应定期或不定期举办各类学术研讨会，邀请医学领域的专业人士和学术精英共同探讨学术前沿和研究热点。通过组织这些活动，为读者提供了一个深入交流、互相学习的平台，促进读者之间的学术交流与合作。

最后，医院图书馆应定期策划和组织多元化的学术活动，如学术沙龙、学术论坛等，为读者提供一个广泛交流、共同成长的学术平台。通过举办这些活动，促进读者之间的学术交流与互动，丰富医院图书馆的信息服务内容和形式，提升图书馆在医学领域的学术影响力。

（三）智能化服务的提升

1.智能化工具在信息检索中的应用

首先，医院图书馆引入智能搜索引擎，通过建立智能化的搜索平台，为读者提供快速、准确的学术资源检索服务。智能搜索引擎通过智能算法和数据挖掘技术，实现对海量学术资源的智能化索引和分类，为读者提供精准的检索结果和高效的信息匹配，提高了读者获取学术信息的效率和准确性。

其次，医院图书馆应定期对信息检索系统进行智能化升级与优化，引入先进的数据挖掘和人工智能技术，为读者提供精准的个性化信息检索服务。通过深度分析读者的学术偏好和需求，精准匹配读者的信息需求，提供个性化的信息资源推荐和信息检索服务，帮助读者快速准确地获取所需的文献信息资源。

再次，医院图书馆应运用智能化手段实现个性化资源推荐，针对读者的学术倾向、研究主题及信息需求，提供符合其兴趣和需求的学术资源和信息。智能化工具通过分析读者的搜索记录和阅读行为等数据，借助智能推荐算法，为读者提供个性化学术资源推荐，提升信息推荐的精准性和契合度。

最后，医院图书馆需紧跟时代步伐，持续优化和完善智能化系统。通过引进最新的人工智能技术和数据分析算法，提高信息检索效率和准确性，为读者提供更加精确、高效的服务。与此同时，医院图书馆还应关注智能化工具的功能拓展和服务升级，以满足读者日益增长的学术需求。

2.智能化系统在资源推荐中的应用

首先，医院图书馆应利用智能化系统进行读者偏好数据分析和模型构建。通过深度挖掘和分析读者的搜索历史、阅读行为以及兴趣偏好等，构建读者的学术偏好模型。通过该模型能够准确把握读者的学术研究方向、关注领域和知识需求，为后续的个性化推荐提供了重要依据和基础支持。

其次，医院图书馆应建立针对学术资源推荐的个性化推荐算法，利用机器学习、数据挖掘等技术手段对读者的学术偏好和需求进行精准分析和匹配。通过不断优化和更新个性化推荐算法，提升资源推荐的准确性和针对性，为读者提供精准、符合其学术研究方向和兴趣的信息资源推荐服务。

再次，为推动医院图书馆智能化服务更好地满足读者需求，构建完善的读者反馈与优化循环机制至关重要。该机制要求图书馆全面搜集并分析读者反馈意见与行为数据，深入探究读者阅读偏好和需求，针对性地调整和优化智能化系统的推荐策略与算法模型。通过这一循环机制，医院图书馆确保推荐结果贴近读者期望，提升读者满意度和阅读体验，为读者提供更加精准、个性化的信息服务。

最后，医院图书馆应注重关注智能化系统安全与隐私保护，实施一系列安全措施以确保读者数据安全与隐私。图书馆需建立完善的数据安全管理机制，对读者个人信息和学术数据进行保护，确保智能化系统在资源推荐过程中不泄露读者隐私信息，为读者提供安全可靠的学术资源推荐服务。

3. 智能化服务在服务响应中的应用

首先，医院图书馆建立了智能化服务响应平台，整合了智能化的服务响应系统和服务支持团队，实现了对读者需求和反馈的快速响应和处理。该平台利用先进的信息技术和智能化工具，能够自动识别、分析和分类读者需求，并快速转接到相应的服务团队进行处理，提高了服务响应的效率和准确性。

其次，对于医院图书馆而言，持续优化智能化服务响应机制至关重要。包括对服务响应流程和规则的精进与更新，增强其灵活性和个性化水平。图书馆需密切关注读者的反馈和需求变化，并据此不断调整和完善智能化服务响应机制。通过提高识别和处理读者需求的能力，为读者提供更为精准和个性化的服务响应支持。

再次，关于医院图书馆，应重视智能化服务团队的专业素养培育及支持。通过定期为团队成员提供专业知识和技能提升培训，提升其服务专业性和解决问题的能力。医院图书馆需构建完善的培训体系与知识库，为服务团队提供实时专业支持及知识分享，确保他们能高效、精确地应对读者需求与问题，提升服务响应质量与读者满意度。

最后，医院图书馆需建立智能化服务响应流程的监控与评估机制。通过实时监控与数据分析服务响应流程，发现其中的瓶颈与问题，并针对性地进行调整与优化。医院图书馆还需定期评估与改进服务响应流程，不断提高服务响应效率与质量，确保读者获得快速、准确的服务支持，提升读者对医院图书馆服务的信任度与满意度。

第三节　医院图书馆的未来角色与使命

一、医院图书馆在未来医疗服务中的定位

医院图书馆在未来的医疗服务中占据着至关重要的地位。除了为读者提供丰富的学术资源和高效的信息服务，它还承担着组织与支持学术研究项目及推动学术知识传播与创新

应用的重要使命。

（一）学术资源与信息支持的提供

1.学术资源和信息支持的提供

首先，医院图书馆通过建立完善的信息采集机制，收集最新的医学文献、研究成果和临床实践指南等学术资源，确保信息的及时性和全面性。同时，医院图书馆通过信息资源的整理与分类，为读者提供便捷的信息检索服务，帮助他们快速获取所需学术信息。

其次，医院图书馆在服务过程中，应充分考虑读者的学术需求和研究视角，为读者提供精准而个性化的学术支持。通过为每位读者定制独特的学术资源推荐和信息定制方案，图书馆帮助读者高效地获取关键知识，提升读者学术探索和临床实践的质量。

再次，除了作为学术资源的宝库，医院图书馆还承担着学术指导与培训的重要角色。通过定期举办学术资源利用培训、信息检索技能培训等活动，帮助读者提升信息获取和利用的能力，增强读者学术研究与临床实践的科学性。

最后，为了保持与时俱进，医院图书馆必须不断更新其学术资源，及时将最新的医学研究成果、临床实践指南等宝贵信息纳入其服务范畴。通过组织学术展览、学术讲座等活动，向读者传递最新的学术动态，促进医学知识的持续更新与学习，推动医疗服务向更为科学和先进的方向发展。

2.学术数据库和数字资源平台的管理

首先，医院图书馆应通过与学术机构合作、订阅各类学术数据库和数字资源平台，不断扩展数字化资源的覆盖范围，确保读者能够获取到全面且及时的学术信息资源。同时，医院图书馆应对采集的资源进行分类管理，构建科学的分类体系和标签系统，便于读者根据自身需求快速准确地定位所需资源。

其次，为确保学术数据库和数字资源平台的稳定运行，医院图书馆应设立专业技术团队负责系统的日常维护和运营管理。技术团队不仅负责平台的安全防护和更新升级，还提供技术支持和指导，帮助读者充分利用平台功能，提高信息检索和资源利用的效率及质量。

再次，医院图书馆应通过定期举办资源推广和培训活动，向读者介绍最新的学术数据库和数字资源平台的使用方法和操作技巧。通过开展在线培训课程、举办读者交流会等活动，协助读者充分了解平台的特色功能和使用技巧，提升读者信息检索和资源利用的能力及效率。

最后，医院图书馆高度重视学术数据库和数字资源平台的数据安全与隐私保护工作。通过建立完善的数据安全管理制度和隐私保护规范，医院图书馆保障读者的个人信息和学术研究数据不受侵扰和泄露，为读者提供安全可靠的信息检索和资源利用环境。

3.学术咨询和指导服务的提供

首先，医院图书馆通过专业的学术顾问团队为读者提供定制化的学术咨询服务。针对读者的学术需求和问题，提供个性化的咨询建议和解决方案，帮助他们克服学术研究和临床实践中的难题，提高学术研究和实践能力。

其次，医院图书馆定期举行学术讲座与研讨会，邀请业内知名专家及学者，就前沿学术研究与临床实践问题进行深度解析与探讨。借助学术讲座与研讨会的形式，为读者提供交流与学习的平台，促进读者间的学术交流与合作，进而推动学术研究与临床实践的创新发展。

再次，医院图书馆制订并执行专业的学术指导与培训计划，根据读者不同层次与需求，提供个性化的学术指导与培训服务。通过制订详尽的培训计划与教学大纲，助力读者全面提升学术研究与实践能力，进一步推动医院学术研究与临床实践水平的提升。

最后，医院图书馆通过持续跟踪和评估服务效果，了解读者对学术咨询和指导服务的满意度和反馈意见。根据读者的需求和建议，不断改进和完善学术咨询和指导服务内容和形式，提高服务的专业性和实效性，为读者提供更加优质的学术支持和服务体验。

（二）学术研究项目组织与支持

1.学术研究项目的组织与协调

首先，医院图书馆应提供专业项目申报指导及支持服务。对各类学术项目的申报门槛与要求进行深入剖析，为读者量身定制项目申报的指导方案与策略建议，以提高项目申报成功率。

其次，医院图书馆应整合和协调各类学术资源，为读者提供全面的信息资源支持。通过建立丰富的学术资源库和信息交流平台，为读者提供多元化的学术资源和信息支持，助力读者开展学术研究项目和实践活动。

最后，医院图书馆应定期对学术研究项目成果进行评估与总结，为读者提供项目成果的知识推广和宣传服务。通过举办学术研讨会和成果展示活动，促进读者之间的学术交流和合作，推动项目成果的转化和应用。

2.学术成果推广与传播

首先，医院图书馆应积极策划并组织多样化的学术成果展示活动，为读者构建一个展示与交流的平台，以促进他们学术成果的有效传播。通过精心举办学术展览、论坛及研讨会等活动，够增强读者的学术影响力，提升读者在专业领域的知名度。

其次，医院图书馆应构建学术成果推广平台，为读者提供在线展示及推广服务。通过打造学术成果展示网站和在线推广渠道，协助读者以多样化形式展示和推广学术成果，扩大学生成果的影响力。

最后，医院图书馆应定期开展学术成果影响评估和跟踪分析，为读者提供影响力评估和推广建议。通过科学地衡量学术成果的影响力和传播效果，帮助读者优化推广策略和传播方式，提升读者提升学术成果影响力。

3.学术资源整合与共享

首先，医院图书馆建立学术资源整合平台，整合各类学术资源和信息服务，为读者提供集约化的学术资源获取和共享服务。通过构建信息资源整合系统和文献资源管理平台，医院图书馆提高了读者获取学术资源的便利性和效率，促进了医院学术资源的优化配置和共享利用。

其次，医院图书馆完善学术资源共享机制，建立多样化的学术资源共享渠道和共享协作机制。通过建立学术资源共享数据库和知识分享平台，医院图书馆促进读者之间学术资源的交流与共享，打破"信息孤岛"，促进技术资源的共享利用和协同发展。

再次，医院图书馆致力于维护学术资源知识管理系统，以智能化手段为读者提供学术资源的管理与共享服务。通过构建专业的学术资源知识管理系统及信息服务平台，帮助读者精准管理学术资源并实现高效共享，提升学术交流与合作的效果。

最后，医院图书馆定期对学术资源共享的成效进行评估与优化，为读者提供评估与优化建议。通过评估分析学术资源共享的效果及影响力，有助于读者优化共享机制与管理策略，进一步提高学术资源共享的效率与质量。

（三）学术知识传播与创新应用的推动

1.学术知识传播平台的建设与维护

首先，医院图书馆根据读者的学术需求和信息获取习惯，精心策划和设计学术知识传播平台。通过调研读者的学术需求和信息获取偏好，医院图书馆设计了多样化的学术传播平台，包括线下学术展览、讲座和线上数字化学术平台等，满足读者多样化的学术交流需求。

其次，医院图书馆需要进一步优化学术传播活动的形式和内容，增强这些活动的吸引力和影响力。通过举办专业讲座、学术研讨会和论坛等活动，促进读者之间的学术交流与合作，加强学术成果的交流与共享，提升学术知识的传播效果和影响力。此举不仅能够丰富学术氛围，也有助于推动医院图书馆在学术传播方面发挥更大的作用。

再次，医院图书馆应构建数字化学术平台，向读者提供无缝的在线学术知识传播服务。借助引入尖端的数字化技术工具和先进的信息管理系统，全方位地提供学术资源的获取和知识传播服务，帮助读者更迅速、更便捷地掌握学术信息资源，进一步提升学术研究和实际应用的效率与质量。

最后，医院图书馆定期对学术传播平台的效果进行评估与持续优化，为读者提供学术传播平台的效果评估和优化建议。通过对学术传播平台的使用效果和影响力进行评估分析，医院图书馆不断优化学术传播平台的内容和服务，提高学术知识传播的质量和效果。

2.创新应用案例的推广与示范

首先，医院图书馆可以通过收集和整理医学领域的创新应用案例，建立全面的案例数据库。针对不同医学专业领域和临床实践需求，挑选和整理相关案例，为读者提供丰富的创新应用案例资源，帮助读者深入了解学术知识在临床实践中的应用方式。

其次，医院图书馆应积极策划并开展创新应用案例展示活动。活动内容以学术展览和学术沙龙等形式呈现，向广大读者展示学术知识在临床实践中的应用实例。通过突出创新案例的优势和价值，充分彰显创新案例的独特优势和价值，激发读者对学术知识创新应用的浓厚兴趣和热情。

再次，医院图书馆应为读者提供创新应用案例的指导和支持服务，帮助读者了解学术知识的应用方法和实践技巧。通过举办专业的学术培训和研讨会，邀请学术专家和行业精英分享创新案例的应用经验和技巧，为读者提供专业的指导和支持，促进创新应用案例在临床实践中的应用和推广。

接着，医院图书馆应向读者提供创新应用案例的指导，帮助读者掌握学术知识的应用方法和实践技巧。通过组织系列学术培训和研讨会，邀请学术界的专家和行业的领军人物，分享其在创新案例应用方面的宝贵经验和实用技巧，为读者提供权威的专业指导，帮助读者在临床实践中有效应用和推广创新应用案例。

最后，医院图书馆应定期对创新应用案例的应用效果进行评估与分析。通过对案例应用效果的评估和分析，帮助读者更好地了解创新案例在临床实践中的应用效果，并就此提出有效的改进建议和措施，推动医学科研成果的转化和应用。

3.学术创新环境的营造与维护

首先，医院图书馆应为读者提供学术资源支持和知识服务指导。通过系统地搜集、整合和分享最新的医学文献、研究成果及临床实践指南等资源，帮助读者全面把握学术前沿动态与研究热点，提供精准的专业知识服务指导，激发读者的学术创新能力，推动其学术水平的持续提升。

其次，医院图书馆需定期策划并组织学术创新研讨会、学术交流活动，为读者创造一个学术创新与交流的优质平台。通过丰富多样的学术交流形式，如学术研讨会、讲座和论坛，推动读者间的学术互动与合作，营造积极向上的学术氛围，提升读者的学术创新能力与水平。

再次，医院图书馆应当构建一个学术资源整合与共享的平台，以加强读者间的学术资源交流与共享。通过为读者提供便捷的学术资源获取渠道以及信息共享平台，促进读者间的学术交流与合作，进一步推动医院学术创新工作的协同开展与提升。

最后，医院图书馆应定期对学术创新环境进行评估与分析，为读者提供学术创新环境评估和改进建议。通过对学术创新环境的评估和分析，帮助读者更好地了解学术创新环境的优势和不足，并就此提出有效的优化建议和措施，持续提升学术创新环境。

二、未来智慧医院图书馆的转型与发展构想

（一）关于智慧医院图书馆的理解

近年来，智慧医院图书馆的发展逐渐获得深入关注。这不仅仅代表了图书馆在技术变革下的新发展趋势，更是图书馆未来发展理念的重要体现。该理念旨在通过智能化技术手段，提升图书馆的管理效能和服务品质，为读者提供更为便捷和高效的知识信息获取体验。同时，它还强调了图书馆应以人的智慧活动需求为基点，主动为读者提供更专业、更精准的知识信息服务。其关键在于充分利用5G、大数据、云计算、区块链等"技术智慧"，

推动图书馆在知识组织、加工存储、传播、服务等方面的智慧化进程，全面激发读者在创新创造过程中的智慧潜能，为智慧社会的构建与发展贡献力量。

医院图书馆作为专业医学图书馆，近年来正向智慧化方向不断发展。综合来看，智慧医院图书馆应至少具备以下四个特点：

一是实现全面的智能化管理。随着智慧图书馆建设的稳步推进，图书馆的业务内容和架构将得到全面的智能化升级，确保文献信息在其全生命周期内实现自动化、一体化的高效管理。此举不仅将大幅度提升图书馆业务管理的效率，而且能够让图书馆员从琐碎的事务性工作中解放出来，使他们能够更加专注于为用户提供高质量、高层次的专业知识信息服务。

二是要推动全网知识资源的深度整合。在智慧图书馆的建设过程中，图书馆需要打破行业内的传统集成共享模式，主动适应互联网环境下知识内容的快速变化，实现对网络原生资源、科学数据、开放存取资源以及个人创作资源等各类知识内容的统一处理和呈现。通过运用先进的自动语义关联技术和集成管理服务，图书馆将构建一个全面覆盖、立体交互的知识资源网络体系，以满足广大用户日益增长的多元化知识需求。

三是全域连通的知识服务生态链条。智慧图书馆将进一步扩展和深化知识信息服务，全面覆盖知识生产、传播和消费等整个生态链。图书馆将构建一种社会化的合作机制，机制将支持多渠道接入、多平台入驻以及多样态产品的输出。通过这种机制，将确保社会知识活动中的不同角色能够在图书馆得到精准适配的支持和服务。

四是线上线下虚实交互的学习阅读空间。智慧图书馆将现代科技与人本理念紧密结合，为读者带来前所未有的阅读体验。通过对读者需求与行为数据的精准分析，图书馆能够实时调整和优化空间布局、资源配置和服务设施，以满足读者多样化的学习阅读需求。此外，借助虚拟现实、增强现实等尖端技术，智慧图书馆为读者创造了一个沉浸式的知识探索环境，让读者能够跨越时空界限，深入书本的世界，享受全景式的阅读学习之旅。

（二）智慧医院图书馆发展过程中需要解决的问题

1. 未来智慧医院图书馆的使命与战略地位

医院图书馆作为专业的医学图书馆，是医院的文献信息中心，是为医院临床、教学、科研提供文献资料、信息服务的机构。随着智慧城市和智慧医院理念的兴起，智慧医院图书馆应运而生，成为智慧医院建设中不可或缺的一部分。在保持图书馆原有基本属性和功能定位的基础上，智慧医院图书馆需要不断挖掘自身价值，提升功能作用，为智慧医院的发展提供全面、高效的知识信息服务。同时，我们也需要认识到不同级别的医院在功能定位上应有所区分和强调。通过加强智慧图书馆与智慧医院之间的协同效应，智慧图书馆能够深入到医院的每一个角落，成为医院读者日常生活中不可或缺的一部分。这种融合将促进智慧图书馆与智慧医院的共同进步，借助智慧医院的支持，图书馆的服务效能将得到提升，进而推动医院整体智慧化程度的提升。

2.走向智慧医院图书馆：需求、目标、模式与路径

医院需求与读者需求是推动医院图书馆创新发展的核心动力。为实现从传统医院图书馆向智慧医院图书馆的转型升级，关注医院需求与读者需求至关重要。图书馆需深入调查与分析当前及其可预见未来环境中所面临的医院需求和读者期望，明确自身长远发展规划与愿景。站在高起点上，将智慧医院图书馆视为图书馆新一轮转型的长期目标。

同时，应认识到当前向智慧医院图书馆的升级仍处于起步与试验阶段。从数字化、智能化向智慧化的转变，从概念落地为实体，以及从刻板的技术模型实现有温度的人性化服务，仍需克服诸多挑战，付出较长的时间和努力。在此过程中，人力、经济和技术等成本亦需充分考虑。因此，探索合适的方式和途径实现这一过渡与转变至关重要。

3.医院图书馆整体发展与技术架构之间的融合互动

智慧医院图书馆的发展应避免盲目追求技术创新。事实上，并非技术应用越多，服务效果就越佳。若过分强调技术应用，过度关注图书馆工作的技术转换，而忽视图书馆整体功能价值的提升、读者体验及服务效果的优化，将会背离智慧医院图书馆的核心价值和初衷。因此，在实践发展过程中，智慧医院图书馆需全面考虑现实发展状况，如经济实力、信息化水平、馆员素质、服务能力以及读者对服务的利用能力等，确保技术能力与图书馆当前需求及长远发展相匹配。在明确图书馆新功能定位及智慧医院图书馆建设需求的基础上，应引导技术更好地服务于智慧医院图书馆的发展，以推动其持续进步和优化。

4.医院图书馆业务体系重塑及人力资源配置

随着技术的不断进步，智慧医院图书馆正经历着深刻的变革。新兴技术的应用对图书馆的业务体系和部门设置产生了重要影响。在这个转型的关键时期，合理选择业务布局显得尤为重要。它直接关系到图书馆工作的顺利进行，同时也是提升服务质量的关键。因此，构建一个与智慧医院图书馆发展架构和智慧服务需求相匹配的业务体系，是推动图书馆向更高水平发展的必要步骤。

结合当前的工作重点和服务内容及方式，图书馆需要对业务架构、业务内容和业务流程进行全面优化和重构。同时，在智慧医院图书馆发展的不同阶段，图书馆还需要根据实际需求及时调整业务体系，以确保其始终与医院图书馆的发展保持同步。

随着服务内容和业务体系的变化，对馆员队伍的要求也在不断提高。为了应对这一挑战，图书馆需要加强复合型人才的引进和培养，以满足业务内容拓展和升级的需求。特别是在智能技术成为医院图书馆运行核心环节的背景下，图书馆更需要组织内部有专门的技术人员负责配置、管理和运营医院图书馆的技术系统，以确保其高效、稳定运行。

此外，为了更好地适应时代发展的需要，实现服务效果的最大化，图书馆还需及时补充和配置不同学科结构的专业化人才。通过构建一支结构合理、素质优良的馆员队伍，推动智慧医院图书馆不断创新发展，为医院提供更为优质、高效的服务。

5.医院图书馆服务能力转型的探讨

医院图书馆的价值主要体现在其卓越的服务和效益上。随着向智慧医院图书馆转变，

图书馆必须持续提升其服务能力，实现由传统事务向智能化的蜕变，以及从依赖人力资源的服务转向以知识为核心的服务。为实现这一目标，图书馆需要将尖端的智能技术与馆员的专业学科知识和情报能力有机结合，重新设计并构建一套全新的能力体系。此外，图书馆还需组建一支多元化的专业团队，包括学科馆员、数据馆员、交流馆员、开放获取（OA）馆员、出版馆员、智库专家以及智慧馆员等。在这个基础上，图书馆应构建一个全面而高效的服务体系，该体系以文献服务和学科服务为基础，以数字图书馆和移动图书馆服务为引擎，不断扩展数据管理、出版服务、智库服务等新兴功能。此外，图书馆还需积极进军智慧服务领域，为读者提供从问题识别到解决方案的全面服务，并通过更人性化的方式将知识与智慧传递给读者。

（三）未来智慧医院图书馆发展与转型策略

1.优化医疗图书馆发展规划及业务架构

智慧医院图书馆作为新兴领域，其发展历程尚处于初级阶段，仍需要进行概念化和探索。为确保转型的顺利进行，必须采取全面而系统的规划与设计，实施分步走的战略。从技术发展和接入的角度看，这一转型过程可分为四个阶段：首先是利用射频识别技术（RFID）实现的伪智慧阶段，随后是通过多种传感器实现精准服务的弱智慧阶段，接着是利用人工智能和机器学习等技术实现智能响应的强智慧阶段，最终将基于超级人工智能实现类人智慧服务的超智慧阶段。基于这些阶段特点，我们应制定长远的发展战略和规划，并根据每个阶段的发展特点调整业务布局，以推动智慧医院图书馆的持续进步。

2.加强对医院图书馆馆员技术素养的培养

随着医院图书馆智慧化转型的推进，对馆员的专业素养和技术能力提出了更高要求。在这一变革中，技术能力不仅是图书馆员的基本技能，更是其核心竞争力。馆员作为医院图书馆的中坚力量，若缺乏具备智慧技能的馆员，医院图书馆向智慧化迈进的步伐将受到严重制约。仅仅依赖先进的智能技术和设备是不足够的，更需要有能够熟练掌握和有效运用这些技术的图书馆员。因此，图书馆应致力于提升馆员的技术能力，通过严格的选拔机制、系统的培训计划以及激励措施，促进馆员自我提升，从而确保他们能够为读者提供基于智能技术的优质服务，推动医院图书馆智慧化建设的深入发展。

3.加强对读者技术素养的培养

医院图书馆的真正价值不仅在于其丰富的藏书和先进的设施，更在于它对读者产生的积极影响和服务质量。读者的个人状况，如他们的背景、需求和对图书馆利用程度的认知，都对图书馆的满意度产生关键影响。随着智慧医院图书馆的发展，尽管新技术的引入为图书馆带来了前所未有的便利，但在智能服务过程中，许多读者由于对新环境和技术的不熟悉，可能会遇到技术素养和数据素养的挑战。因此，医院图书馆有责任与读者建立稳固的沟通桥梁，通过线上线下的多元途径，帮助读者跟上图书馆的发展步伐，提升他们利用图书馆资源和服务的能力。此外，图书馆还应加强对读者的信息素养、数据素养、数字素养和技术素养的培养，使其能够更好地利用图书馆，实现个人和职业的发展目标。

4. 提高智能技术敏锐度

科技作为智慧生成的坚实支撑，同时也是推动社会不断向前的核心驱动力。智慧医院图书馆的演变历程，与智能技术的不断创新和升级密切相关，智能技术为其诞生与发展奠定了基础。为推动医院图书馆智能化进程，我们需积极应对技术和需求的瞬息万变，敏锐地捕捉、发掘并迅速引入前沿的智能技术，以加速图书馆智慧化建设步伐。为此，医院图书馆应组建专业的研究团队、技术研发团队和应用推广团队，强化技术预警判断与图书馆应用转化能力。同时，积极借鉴国内外智慧医院图书馆建设的先进经验，与技术公司展开深度合作，将图书馆建设融入智慧医院的整体规划与建设之中，充分发挥医院图书馆在智慧化转型中的主观能动性，掌握发展的主动权，加速从传统图书馆、数字图书馆向智慧医院图书馆的转型，提升医院图书馆的竞争力与生命力。

5. 构建文献元数据资产管理体系

文献资产管理对于医院图书馆而言，不仅是其服务的基础支撑，更是推动向智慧化服务转型的关键环节。随着大数据技术的不断发展和普及，医院图书馆对于深入挖掘海量数字资产潜在价值的需求日益增强，同时对元数据质量的要求也在持续提升。为了展现智慧医院图书馆的"智慧化"特点，建立精确的文献元数据资产管理体系已成为当务之急。此举不仅能够改变医院图书馆当前"资源丰富但数据利用不足"的状况，更能让图书馆从单纯的使用者转变为资源的真正掌控者。构建这一体系的关键步骤包括：

首要的是对图书馆内的纸质和电子资源元数据进行全面收集。我们采取的策略是"以数据库商提供为主，辅以医院图书馆自主提取"，从而构建具有独特性的元数据仓储。这一策略旨在打破数据库商对数字资源的垄断，重新确立医院图书馆在数字资产管理上的主导地位。

接着，对收集到的元数据进行深度处理，包括清洗、整理和融合，确保各文献元数据资产的字段规范统一。整理后的元数据将按文献类型分类，并赋予馆藏编号，使文献资源真正转化为医院图书馆的自有资产。

最后，实施文献元数据资产的精细化管理。通过分析文献总资产的变化趋势、文献资产的更新动态以及文献资产的详细统计数据，建立一套完善的文献元数据资产管理体系。这一体系将为智慧医院图书馆的建设与发展提供坚实的文献资源基础。

6. 构建智慧医院图书馆精细化、精准化服务模式

智慧医院图书馆的服务与传统医院图书馆服务相比，具有显著的不同。要真正实现读者服务的智慧化，必须精确锁定服务对象，精细化管理文献资源，以及提供精准化的读者服务。因此，构建智慧医院图书馆的服务机制必须精益求精、细致入微、准确无误，但这并不意味着盲目行动。相反，医院图书馆应该积极响应全院读者的需求，通过深入的调研、全面的分析以及准确的评估，来确保服务机制的构建符合读者的具体需求与建议。智慧医院图书馆提供的精准、细致、全面的服务主要体现在以下方面。

首先，图书馆的服务应深入到每位读者个体，真正实现了"个人化"服务。通过引入

智能化的个人图书馆系统，读者可以根据自身喜好自由定制图书馆界面风格，并自主添加、收藏和管理文献资源。同时，图书馆的后台系统会详细记录每位读者的阅读行为，以便更好地满足读者的个性化需求。

其次，图书馆应将服务精细化至资源各个层面，确保读者能够获取到最契合他们需求的资料。通过构建科室数字图书馆、专业数字图书馆以及专题数字图书馆，图书馆将文献资源服务精准划分至不同科室、不同学科以及个人层面。从而，使读者能够更为便捷地获取与自身工作学习紧密相关的资源。

图书馆致力于将智慧医院图书馆的资源服务精准推送到每位读者身边。通过运用后台数据挖掘技术，深入洞察读者的潜在阅读兴趣，并将符合读者需求的个性化资源直接推送至他们的个人图书馆系统中。从而使每位读者都能享受到智慧医院图书馆提供的精准、细致、全面的服务。

7. 加强智慧医院图书馆服务联盟建设，共同助力医院图书馆创新发展

新型医院图书馆服务联盟代表了新一代图书馆系统的发展方向，通过团结合作，构建规范、统一的服务联盟，旨在扩大影响力，丰富信息资源储备，优化服务类型，提升读者体验，重塑医院图书馆在信息领域的独特价值。实施智慧医院图书馆服务联盟，既是图书馆行业发展的必然趋势，也是智慧医院图书馆发展的新方向。在推进智慧医院图书馆服务联盟的过程中，医院图书馆可以采取以智慧医院图书馆服务联盟为主体，辅以与第三方服务商合作的策略。一方面，以智慧医院图书馆服务联盟为主体，各医院图书馆应借助智慧医院图书馆建设的契机，形成服务联盟，构建资源共享平台，使联盟内的读者能共建共享智慧医院图书馆的发展成果，确保图书馆转型的彻底与全面。另一方面，辅以与第三方服务商的合作，虽然部分医院图书馆需要依赖系统商或数据库来实现转型，但应审慎选择合作伙伴，保持医院图书馆在智慧化进程中的主导地位。

参考文献

[1] 湛佑祥，陈界，刘传和 . 医学图书馆学 [M]. 北京：人民军医出版社，2009.

[2] 翟萌 . 医学图书馆服务与管理研究 [M]. 北京：北京工业大学出版社，2020.

[3] 唐研 . 互联网＋农业图书馆的未来发展趋势新环境、新业态和新模式 [M]. 北京：中国农业科学技术出版社，2021.

[4] 张容 . 联盟价值共创的高校医学图书馆学科服务实践与创新 [M]. 成都：四川大学出版社，2021.

[5] 吴慰慈，董焱 . 图书馆学概论：第 4 版 [M]. 北京：国家图书馆出版社，2019.

[6] 徐红兵 . 完善高校图书馆内部控制研究 [J]. 大学图书情报学刊，2007，（6）：21-23.

[7] 卢云 . 浅谈高校图书馆流通服务工作 [J]. 青春岁月，2018（1）：52-53.

[8] 蓝培华 . 基于平衡计分卡的高校图书馆绩效评价 [J]. 农业图书情报学刊，2016，28（3）：87-89.

[9] 王花玉 . 浅谈图书馆的人才结构 [J]. 滨州学院学报，2005（1）：92-93.

[10] 吴建江 . 浅析高校图书馆人员结构：以新疆财经大学图书馆为例 [J]. 科教导刊（上旬刊），2011（5）：162-16

[11] 张美齐，陈琪 . 浅谈我国图书馆学的发展趋势 [J]. 教育教学论坛，2015（43）：50-51.

[12] 陈妙凤 . 试论图书馆信息资源的组织 [J]. 科技资讯，2010（19）：255.

[13] 王宇，王磊 . 大学图书馆空间再造与服务转型：以沈阳师范大学图书馆为例 [J]. 大学图书馆学报，2019，37（4）：61-70.

[14] 史艳芬，徐咏华，刘玉红 . 图书馆空间布局与功能维度的战略规划研究——以同济大学图书馆为例 [J]. 图书情报工作，2017，61（6）：1-66.

[15] 徐述 . 高校图书馆馆藏管理中的数据挖掘研究 [J]. 科技视界，2013（28）：166-167.

[16] 夏林玉，马蕾 . 国外高校图书馆自动化系统现状研究 [J]. 图书馆学研究，2017（12）：96-101.

[17] 褚孝强 . 高校图书馆导读工作研究 [D]. 长春：东北师范大学，2012.

[18] 孙嘉池 . 大数据背景下高校图书馆图书资料管理推陈出新 [J]. 文化产业，2023（30）：166-168.

[19] 许新龙 . 试论数字图书馆的建设及应用 [J]. 电化教育研究，2009（11）：59-61.

[20] 付航 . 对数字图书馆建设的几点思考 [J]. 科技情报开发与经济，2005（4）：44-45.

[21] 岳巍 . 高校图书馆与互联网知识服务的比较及发展策略 [J]. 河南图书馆学刊，2016，36（12）：57-59.

[22] 曾维 . 基于云计算的数字图书馆信息安全策略研究 [J]. 贵州民族大学学报（哲学社会科学版），2014（4）：173-175.

[23] 孙春彦 . 数字图书馆信息服务工作之浅见 [J]. 黑龙江档案，2015（6）：106.

[24] 颜丽蓉 . 信息化背景下高校数字图书馆构建策略分析 [J]. 信息记录材料，2022，23（4）：68-71.

[25] 白龙 . 公共图书馆读者容忍区的实证分析 [D]. 太原：山西大学，2018.

[26] 李金建 . 图书馆数据库管理分析 [J]. 办公室业务，2019（17）：166.

[27] 赵裕玲 . "互联网＋"环境下高校图书馆读者服务工作创新研究 [J]. 现代信息科技，2019，3（19）：124-126.

[28] 初景利，段美珍 . 智慧图书馆与智慧服务 [J]. 图书馆建设，2018（4）：85-90+95.

[29] 饶权 . 全国智慧图书馆体系：开启图书馆智慧化转型新篇章 [J]. 中国图书馆学报，2021，47（1）：4-14.

[30] 陈文娣 . 推动智慧图书馆转型发展的路径 [J]. 兰台世界，2020（2）：115-117.

[31] 杨革，马迎春，杨秀英，等 . "智慧化"公共图书馆服务体系构建研究 [J]. 兰台世界，2023（11）：107-111.

[32] 黄敏 . 信息化技术驱动下医学高校智慧图书馆的转型与发展策略探究 [J]. 江苏科技信息，2021，38（35）：14-17.

[33] 罗丽，杨新涯，周剑 . 智慧图书馆的发展现状与趋势："智慧图书馆从理论到实践"学术研讨会会议综述 [J]. 图书情报工作，2017，61（13）：140-144.

[34] 王静君 . "双高"背景下高职院校智慧图书馆建设研究 [J]. 办公自动化，2023，28（2）：47-49.

[35] 张凤 . 图书资料管理的改革及创新途径研究 [J]. 现代经济信息，2016（5）：46-46.

[36] 马合木提司马依 . 图书资料管理的改革与创新路径研究 [J]. 统计与管理，2016（3）：124-125.

[37] 陈勇 . 关于图书资料管理的改革与创新研究 [J]. 小作家选刊，2017（11）：32-33.

[38] 高婧 . 图书资料管理的改革与创新路径研究 [J] 青年时代，2017（10）：121-123.

[39] 秦曦 . 改革和创新图书资料管理工作的研究 [J]. 中文信息，2015（6）：141-142.

[40] 李春艳.构建医院文化与图书馆建设的和谐关系及互动发展趋势 [J].中国现代医生，2020，58（7）：152-154.

[41] 顾漪，陈皡，徐燕玲.互联网环境下医院职工图书馆使用方式的调查与分析 [J].中国临床医生杂志，2019，47（8）：1005-1008.

[42] 黄鹂，施利国.智慧图书馆背景下医学图书馆服务重塑路径研究 [J].医学信息学杂志，2022，43（6）：87-90.

[43] 赵欢欢.加强医院图书馆管理充分发挥医学情报作用：以忻州市人民医院图书馆为例 [J].产业与科技论坛，2018，17（16）：263-264.

[44] 冯琦.浅议智慧型医院图书馆精细化管理服务新模式 [J].办公室业务，2021（17）：80-182.

[45] 范宜峰，陆耀，沈汧.大数据时代智慧医院图书馆建设机遇与挑战 [J].医学信息学杂志，2021，42（2）：80-83.

[46] 徐亚维，洪涛，王盛，等.医院图书馆为住院医师规范化培训基地建设提供支撑服务的实践 [J].中医药管理杂志，2019，27（2）：203-205.

[47] 高莉，张倩，潘志琳.基于微信及网络平台的微课教学在医院图书馆数据库培训中的应用 [J].中国药物与临床，2018，18（2）：288-289.

[48] 徐亚维，严晓波，徐俊，等.医院图书馆开展患者服务的需求调查：以绍兴市人民医院为例 [J].中医药管理杂志，2018，26（4）：186-188.

[49] 孙晓芳.医院图书馆信息资源服务需求与利用现状分析：以中山市博爱医院为例 [J].中国继续医学教育，2018，10（3）：38-41.

[50] 许丹，陈斯斯，徐爽，等.泛在知识环境下医学图书馆面向附属医院的嵌入式学科服务模式 [J].中华医学图书情报杂志，2017，26（7）：69-73.

[51] 季汉珍.重塑"互联网＋"时代医院图书馆智慧馆员形象 [J].江苏卫生事业管理，2019，30（1）：78-81.

[52] 王雅楠.人工智能在医院图书馆嵌入式服务中的模式 [J].兰台内外，2021（9）：74-75.

[53] 张林，张晓梅，彭磊.关于医院图书馆新型个性化信息服务的研究 [J].中国卫生产业，2020（13）：166-170.

[54] 陈晓炜，邢美园.基于文献计量学的国内医院图书馆研究热点和前沿分析 [J].医学信息，2022，35（13）：12-17.

[55] 刘洋，刘淑春.突发公共卫生事件中教学医院图书馆的职能发挥 [J].图书馆学刊，2021（1）：6-9.

[56] 任冠华，黄明杰，李娌.新时期医院图书馆发展转型路径探讨 [J].中国医院，2022，26（4）：94-96.

[57] 麦小鸥.医院图书馆个性化信息服务路径创新 [J].兰台内外，2021（4）：

64-66.

[58] 孙磊，潘利民，郝静. 医院图书馆建设对现代化医院发展的影响浅议 [J]. 河北北方学院学报，2020，36（12）：48-49.

[59] 何林，苏伟. "微时代" 下医院图书馆服务与管理新模式 [J]. 中国卫生标准管理，2020，11（20）：1-3.

[60] 杨菁，张红立，罗思奇，等. 互联网时代医院图书馆建设、服务及发展方向探讨 [J]. 中国继续医学教育，2022，14（4）：173-176.

[61] 彭晓琪，陈婷. 新冠肺炎疫情的伦理思考 [J]. 云南医药，2022，43（3）：72-74.

[62] 代小勤，王乐，马桂平. 公立医院图书馆面向核心读者实施精准服务的实践与思考 [J]. 中国中医药图书情报杂志，2021，45（5）：36-39.

[63] 范宜峰，陆耀. 大数据时代智慧医院图书馆建设机遇与挑战 [J]. 医学信息学杂志，2021，42（2）：80-83.